ÉTUDE

SUR

LA SYPHILIS

CONTRACTÉE A UN AGE AVANCÉ

PAR

Paul DULAC

Docteur en Médecine de la Faculté de Paris.

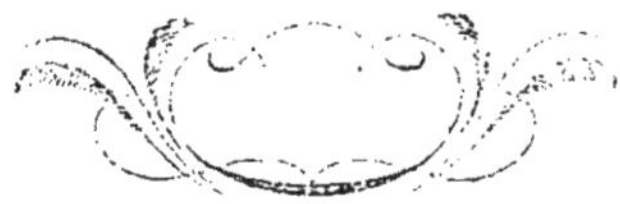

PARIS

ADRIEN DELAHAYE ET Cie, ÉDITEURS

Place de l'École-de-Médecine

1878

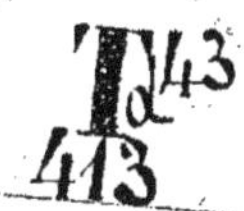

ÉTUDE

SUR

LA SYPHILIS

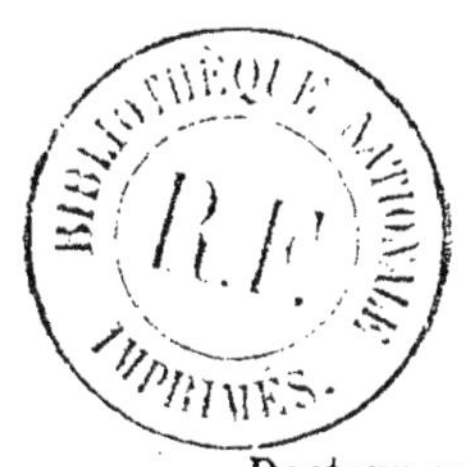

PAR

Paul DULAC

Docteur en Médecine de la Faculté de Paris.

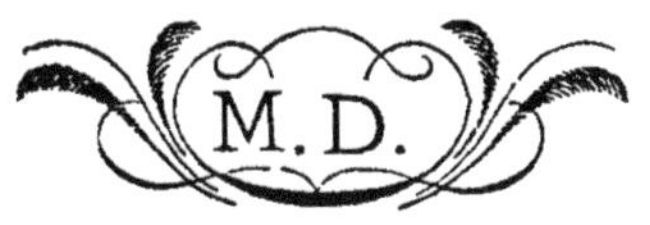

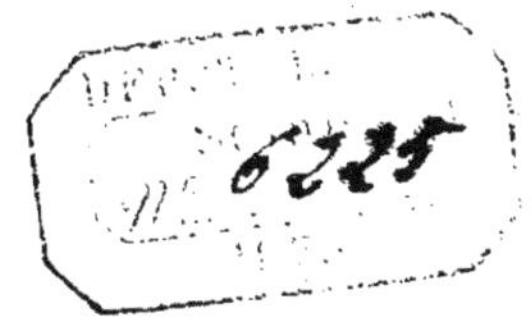

PARIS

TYPOGRAPHIE MALVERGE ET DUBOURG

41, rue du Cardinal-Lemoine, 41

—

1878

ÉTUDE

SUR

LA SYPHILIS

CONTRACTÉE

A UN AGE AVANCÉ

Des différentes formes de la vérole. – Il suffit de considérer plusieurs sujets atteints de syphilis pour se convaincre de la diversité des formes quelle peut revêtir. Chez celui-ci, le mal a débuté par une érosion insignifiante, à laquelle on ne saurait appliquer une dénomination plus mal choisie que celle de chancre ; pas ou presque pas de perte de substance, peu d'infiltration des tissus sous-jacents, une simple résistance sous-épidermique, quelquefois parcheminée, d'autres fois simplement papyracée, à peine appréciable, même pour les doigts particulièrement exercés; l'engorgement ganglionnaire permet, seul, de reconnaître la nature spécifique de cette lésion. Au bout de quelques semaines, le tégument a offert les traces d'une éruption roséolique éphémère traitée ou non traitée, la congestion néoplastique n'a pas tardé à disparaître, seules, les muqueuses sont restées pendant quelques semaines, souvent pendant plusieurs mois, sous le coup des syphilides récidivantes, mais peu graves quant à l'intensité du processus. Une poussée papuleuse discrète est souvent la conclusion de la période secondaire et même de la vérole. Voilà, certes, le tableau d'une maladie peu redoutable; nous savons bien que, même après des accidents légers au début, la syphilis peut se montrer ultérieurement sévère et aboutir aux plus terribles ravages, aux affections destructives des os, aux gommes des viscères et à la cachexie, mais les observations de Diday, nous ont appris sans conteste que certaines syphilis, nées bénignes, restaient bénignes, indépendamment même de toute influence thérapeutique. Cet auteur a pu suivre la plupart de ses malades pendant 7 ou 8 années, et d'autre part nous lisons, dans le travail statistique du Dr L. Jullien, sur l'*Etiologie de la syphilis tertiaire*, que lorsqu'une syphilis a évolué, sans que sa marche naturelle ait été troublée par l'administration du mercure, c'est au bout de 7 ans en moyenne que l'on voit survenir les accidents tertiaires; nous sommes donc autorisé à considérer certains malades comme ayant de grandes chances d'être délivrés de tout accident quand un laps de temps donné s'est écoulé depuis le syphilôme primitif et les poussées légères du début.

On dit alors qu'ils ont été atteints de *syphilis bénigne*.

Telle autre syphilis s'accusera d'emblée par un chancre profondément ulcéré, à forte induration. A brève échéance surviendront des troubles généraux graves: céphalalgie, fièvre, ictère, entérite, albuminurie passagère, ostéalgie plus ou moins sévère; la peau se couvrira de ces éruptions polymorphes si caractéristiques; ici, de larges élevures indurées à grosse collerette; là des papulo-pustules ecthymatoïdes ou bien ces plaques syphilitiques de la peau que Bazin a si bien décrites, les accidents se renouvellent, se perpétuent, les muqueuses, le cuir chevelu, les ongles paient également leur tribut. Pendant plusieurs mois, plusieurs années même, le malade est en butte aux poussées successives, voire subintrantes; la vérole semble s'incruster de plus en plus profondément dans les tissus et se joue de la thérapeutique la mieux entendue. C'est dans ces cas qu'il faut craindre, au bout de 3 ou 4 ans, l'invasion des tertiaires: ulcération de la face, gomme des membres inférieurs, de la région sternale, carie, stenosé de la trachée et de l'œsophage, sclérose des viscères, telles sont les différentes étapes que, dans un ordre régulier, parcourt la vérole grave. Quelques malades échappent sans doute à toute cette série de malheurs, mais leur nombre est petit, car, ainsi que nous l'ont enseigné les auteurs que j'ai cités plus haut, s'il est vrai qu'une vérole bénigne au début devienne fréquemment grave par la suite, il est malheureusement extrêmement rare de voir une vérole grave au début s'amender et s'atténuer ultérieurement. En somme, la bénignité ne peut inspirer que des espérances probables, la gravité impose des craintes presque certainement fondées. Telle est l'allure habituelle de la *vérole grave.*

Tous ces maux sont encore peu de chose en comparaison de la *syphilis maligne.* Cette dernière a pour caractère, non-seulement de donner lieu à des lésions très-graves, mais encore et surtout d'évoluer avec la plus grande rapidité. Je ne décrirai pas ici ces éruptions pustuleuse, rupioïde, avec croutes ostréacées qui entament si profondément la peau et le tissu cellulaire ; la face en est rarement exempte, et souvent de larges eschares sont la triste conséquence à laquelle aboutissent ces lésions à la fois phlegmoneuses, gangréneuses, mais surtout ulcéreuses ; de là, résultent les cicatrices, les pertes de substances, les cicatrices les plus hideuses ; heureux encore le malade quand le squelette, quand les organes indispensables à la vie sont respectés par le virus !

Entre ces trois formes que nous venons d'esquisser se rencontrent naturellement nombre d'états intermédiaires; entre la syphilis absolument bénigne et la syphilis grave, la clinique nous a appris à connaître la syphilis majeure et ses multiples degrés ; qu'il nous suffise de les signaler sans leur consacrer une description spéciale.

Nous venons de voir que la vérole était une maladie variable dans l'intensité de ses manifestations , au point que, passant presque inaperçue chez les uns, elle arrivait, chez les autres, à déterminer une véritable cachexie, parfois même la mort, dans quelques cas, heureusement assez rares.

On s'est, depuis longtemps, demandé quelle pouvait être la cause de cette variabilité. Tour à tour, on a invoqué la force du virus, son origine, la nature des accidents qui amenaient la contamination. Le siége du chancre a été incriminé à son tour : le chancre extra-génital, disaient certains auteurs, était suivi de manifestations très-graves. Mais, si à l'appui de toutes ces opinions, leurs auteurs ont apporté d'excellentes raisons, elles ont été combattues et réfutées au moyen de preu ves valables aussi, de sorte que ces que ces questions sont encore en discussion.

Mais, à côté, il s'est formé une nouvelle doctrine qui a rallié bien des gens : c'est celle qui veut que la vérole prenne son degré d'intensité dans le sujet sur lequel elle se développe. C'est le malade qui fait sa maladie, c'est lui, pour me servir d'une expression figurée, qui met en œuvre la quantité de virus qu'il reçoit et selon son degré de résistance, selon sa force et la disposition dans laquelle il se trouve, en fait une vérole forte ou faible. C'est là un point qu'il nous faut rapidement examiner ; nous ne croyons pas qu'on puisse séparer, dans l'étude d'une maladie, les causes qui lui ont donné naissance et le malade qu'elle frappe.

On sait combien l'influence du terrain est grande, dans ces maladies qui, de même que la vérole ne sont transmissibles que de l'homme à l'homme. Prenons pour exemple ce qui se passe quand une de ces maladies, soit la variole, frappe épidémiquement plusieurs individus dans le même temps et dans le même lieu. Les victimes paraîtront d'abord frappées au hasard, puis, quand l'une souffrira à peine de quelques pustules isolées qui se dessècheront rapidement et se cicatriseront, ne laissant après elles que des traces à peine visibles, l'autre aura dès le début une fièvre ardente, son éruption se fera confluente, couvrant non-seulement la peau, mais encore les muqueuses, et ce n'est qu'après bien des craintes qu'il finira par guérir, gardant de la maladie des traces profondes; un troisième, enfin, aura une éruption à caractère hémorrhagique et succombera dans les premiers jours de la maladie, et ces différences se remarqueront dans la même épidémie, alors même que l'influence épidémique sera forte ou faible et que la majorité des cas offrira une ressemblance générale.

N'observons-nous pas, chaque jour, des phénomènes analogues dans la façon dont se manifeste la vérole : tantôt, à certaines époques, elle est généralement forte, tantôt elle devient plus faible. A la vérité, pour la contracter, il faut un contage direct, mais elle n'atteint pas tous ceux qui s'y exposent, et enfin, la contagion faite, les manifestations seront variables avec les individus. Que, dans un temps fort court, trois personnes contractent la vérole avec la même femme : chez l'un, la maladie pourra être grave, chez l'autre, moyenne, chez le troisième, bénigne, et cependant ce sera le même virus, ce seront les mêmes accidents qui auront donné lieu à la contamination.

Pourquoi donc, en présence des mêmes effets, ne pas vouloir reconnaître la même cause et refuser, quand il s'agit de vérole, à l'influence du terrain, une importance qui n'est pas contestée pour les autres maladies ; faut-il, parce que la syphilis est une maladie assez complexe pour avoir ses hôpitaux spéciaux, pour être enseignée à part et étudiée dans des traités particuliers, retirée qu'elle est des ouvrages de pathologie, faut-il, pour tous ces motifs, croire qu'elle n'obéit pas aux lois de la pathologie générale, qu'elle forme un état dans l'état ? « L'obscurité qui a régné si longtemps et qui règne encore sur l'étude de la syphilis provient de ce qu'on a voulu en faire quelque chose de trop spécial, » ont dit nombre d'auteurs.

On en est donc venu, à force de voir que la vérole variait de l'une à l'autre de ses victimes, à supposer que la question de terrain pouvait bien avoir son importance, et l'on a fait des recherches dans ce sens.

Ory, qui a fait de ce sujet l'objet de sa thèse inaugurale, a apporté une longue liste d'observations, desquelles il résulte que, selon les conditions où se trouve celui qui reçoit le virus, la marche et les manifestations de la vérole peuvent se trouver modifiées ou aggravées. Tantôt le chancre prend la forme phagédénique, tantôt les accidents tertiaires arrivent au bout d'un temps fort court, et les ulcérations qu'ils laissent sont profondes, tenaces, et s'accompagnent de cicatrices déprimées ; tantôt c'est un véritable caractère d'adynamie que revêt la maladie, pour aboutir à la mort, dans quelques cas.

Recherchant quelles étaient les conditions générales dans lesquelles se trouvaient les malades ainsi gravement frappés, Ory a trouvé, chez eux, des constitutions minées par les fatigues, les chagrins, les insomnies prolongées, les grossesses répétées plusieurs fois de suite ; enfin beaucoup étaient strumeux ou lymphatiques, mais un grand nombre se trouvaient, en outre, alcooliques. Or, ce sont ces mêmes conditions générales que l'on retrouve à l'origine de presque toutes les maladies comme causes adjuvantes: on sait l'influence des chagrins dans la pathogénie du cancer de l'estomac; le rôle que joue la fatigue, soit dans la production des maladies, soit dans leur marche; on connaît le peu de résistance qu'offrent les alcooliques, la facilité avec laquelle ils font du pus témoigne de la modification imprimée à leur organisme; et quant à la scrofule, il n'est personne qui ignore avec quelle peine les plus petites réparations se font chez ceux qui sont sous son influence et combien facilement, chez eux, les états aigus dégénèrent rapidement en état d'une chronicité désespérante. Mais il est facile de résumer en une formule l'action de toutes ces causes si variées en apparence. Que ce soit en vertu d'un état congénital, comme dans la scrofule, ou bien d'une modification apportée aux organes par un poison tel que l'alcool; que ce soit par suite d'emprunts trop fréquents faits aux forces, que ce soit encore faute d'avoir pu prendre le repos nécessaire à leur réparation: la débilitation est survenue. Cet état sera caractérisé anatomiquement par un affaiblissement de la vitalité de tous les éléments, mais surtout, ce qui le marquera, c'est le défaut de réaction. L'organisme est devenu incapable de résister aux germes morbides qui l'entourent, il se laisse assaillir par eux, et qu'un de ces germes se développe, au lieu d'assister alors à une évolution paisible, se terminant par une restitution *ad integrum*, on voit la maladie atteignant des éléments anatomiques usés, y passer à l'état chronique, mais surtout, par suite du défaut de réaction du sujet, faire des progrès rapides, envahir de proche en proche, amenant les complications les plus graves, abattant le peu de forces qui subsistent, et revêtant parfois le caractère adynamique.

Si nous nous sommes ainsi appesanti sur tous ces détails, c'est que c'est à l'influence dû terrain que nous attribuons la physionomie spéciale que la vérole a paru prendre lorsqu'elle vient à atteindre des individus qui ne sont plus jeunes.

Nous avons vu que les états multiples invoqués par Ory

comme cause de gravité de la syphilis pouvaient se résumer, dans leurs effets, par ce mot « débilitation », or, il nous semble que, parmi les causes de débilitation, une des moins contestables est les progrès de l'âge. Nous ne nous arrêterons pas à faire ici le tableau que présente l'homme âgé, nous ne pourrions que répéter ce qu'ont écrit Réveillé Parise, Barthez, Esparron, Gendrin, Canstantt, Durand Fardel, Charcot, etc., mais ce qu'il nous semble utile d'essayer, c'est un parallèle entre les modifications apportées par deux états cependant bien différents, l'âge avancé et l'alcoolisme.

Appareil de la digestion. — Chez l'alcoolique, quand les excès ont été longtemps repétés, on trouve une muqueuse tantôt épaissie, ferme, réctractée, comme indurée, tantôt, au contraire, friable et comme ramollie; sa surface interne est parsemée de petites saillies formées par l'hypertrophie des glandules, le plus souvent soumises à une dégénérescence granulo-graisseuse. Dans le cæcum, on trouve les mêmes altérations. Chez le vieillard, on trouve la muqueuse de l'estomac, amincie et usée. Dans l'intestin, le réseau vasculaire sous-muqueux et les capillaires qu'alimentent les tuniques intestinales et leurs divers éléments ont fait place à de rares vaisseaux; la couche aréolaire est aplatie et usée, et les villosités sont plus rares, moins longues, moins serrées, moins vasculaires.

Voilà certainement deux états biens différents : l'un résulte d'une irritation chronique, l'autre d'une usure progressive, mais tous deux aboutissent à des résultats analogues, à des troubles fonctionnels identiques : diminution de l'appétit, imperfection des digestions, parfois diarrhée séreuse ou constipation opiniâtre. Chez l'alcoolique, le foie et le pancréas sont steatosés, ce dernier est parfois atrophié ; chez l'homme âgé, le foie est plus pâle et plus ferme, le pancréas est manifestement atrophié, les glandes mésentériques le sont aussi.

Le poumon chez l'alcoolique est le siége d'une congestion active, résultant de ce que l'alcool s'élimine par la muqueuse aérienne, d'où fréquence des inflammations de cet organe. Chez le vieillard la congestion existe aussi fréquemment, mais elle est passive et provient de l'altération des parois des vaisseaux ; en tout cas, le poumon fonctionne mal.

L'athérôme que l'on rencontre si fréquemment sur les vaisseaux des gens avancés en âge, se trouve encore fréquemment chez les alcooliques, principalement dans l'aorte thoracique et les artères cérébrales, mais une lésion commune aux deux classes de gens que nous étudions est celle qui porte sur le cœur qui est gras souvent et presque toujours hypertrophié; chez l'alcoolique cependant, la lésion est plus manifeste. Chez l'un comme chez l'autre, la graisse est non-seulement développée à la surface de l'organe, elle envahit encore les fibres musculaires.

Encéphale. — Chez les viellards, on trouve le feuillet arachnoïdien épaissi par plaques, surtout au niveau des vaisseaux, les parois des vaisseaux du tissu cellulaire sous-arachnoïdien sont épaissies. Chez les alcooliques on trouve l'arachnoïde et la pie-mère épaissies, opalines, parsemées de points et de petites plaques d'un blanc laiteux, enfin, dit Magnus Huss, on trouve dans les artères cérébrales des plaques athéromateuses développées sur les parois. En tous cas, on trouve encore dans ces parois vasculaires l'élément contractile dégénéré comme chez le vieillard.

Chez l'un comme chez l'autre, on observe des modifications dans la substance même du cerveau, qui a éprouvé un retrait compensé par la plus grande abondance du liquide céphalo-rachidien ; le cerveau est à sa surface plus dur, plus dense, les circonvolutions sont plus petites, elles sont comme ratatinées, enfin, au sein de la masse encéphalique, on trouve un certain nombre de cellules nerveuses modifiées chimiquement et infiltrées de pigment, de graisse et incrustées de dépôts calcaires (Lancereaux, Charcot, Durand-Fardel).

La même description s'applique à l'appareil de la locomotion, qu'on l'examine chez un vieillard ou chez un alcoolique : dépôts graisseux entre les faisceaux musculaires et dégénérescence granulo-graisseuse des fibres contractiles.

C'est encore le même dépôt adipeux dans les os : la substitution de la graisse à la substance osseuse, voilà ce que nous observons chez l'homme âgé aussi bien que chez l'alcoolique.

Ce sont, il nous semble, de nombreux points de ressemblance.

Assurément, les épaississements que nous trouvons dans les enveloppes du cerveau et qui sont dûs à de la pachy-méningite alcoolique, ne ressemblent guère histologiquement aux épaississements cartilagineux dûs aux progrès de l'âge, les altérations, les ulcérations de la muqueuse stomacale irritée par l'alcool, sont différentes de l'usure qu'amène un long usage, mais ces états différents sont suivis de troubles fonctionnels comparables, quoique de degrés différents.

Chez l'alcoolique comme chez l'homme âgé, nous trouvons ces trois points semblables : infiltration et transformation graisseuse de la plupart des éléments; difficulté de réparer par l'assimilation les pertes subies par l'organisme ; enfin, comme conséquences immédiates : défaut de résistance. Défaut, il est vrai, bien plus manifeste chez l'alcoolique que chez l'homme âgé, ce qui s'explique par la rapidité avec laquelle se produisent les lésions qui en sont cause.

L'influence de l'alcoolisme comme cause aggravante de la syphilis n'est pas contestée; d'après l'analogie, il ne nous semble pas qu'on puisse refuser à l'âge le même privilége.

Examinons maintenant par quel mécanisme toutes les causes débilitantes peuvent avoir une influence sur la marche de la vérole, nous nous en rendrons compte en voyant d'une façon générale ce qui fait que la syphilis est une maladie redoutable.

Assurément, dans la majorité des cas, ce n'est pas le chancre : cette ulcération qui se fait à la superficie du néoplasme est de peu d'étendue, elle est localement moins redoutable que celle du chancre mou, qui s'accompagne si fréquemment de la suppuration d'un ganglion.

Ce n'est pas non plus les manifestations papuleuses de la deuxième période.

Ces accidents, quelque généralisés qu'ils soient, ne sont que gênants, nous en dirons autant des autres éruptions de la même période, sauf cependant les papulo-tuberculeuses qui guérissent parfois en laissant après elles une perte de substance.

Mais à côté de ces manifestations tangibles, il en est d'autres qu'il faut chercher plus profondément.

Déjà nous avons parlé des recherches que Grassi avait faites sur le sang des syphilitiques, chez lesquels il trouva une diminution de la masse globulaire et un accroissement proportionnel des parties albumineuses. cette étude a été poussée plus loin par Wilboutchevich.

Cet auteur, voulant étudier les effets des préparations mercurielles sur la composition du sang, a commencé par s'assurer de l'état de ce liquide avant l'administration du remède, pendant la période du chancre.

Il comptait donc les globules des gens atteints de chancre induré, puis trois ou quatre jours après il comptait de nouveau. Voici les résultats obtenus pour une période variant de trois à quatre jours et qui, dans une seule expérience, s'est élevée à six jours: il y a sur les globules rouges une diminution de 638,870.

Inversement, le chiffre absolu des globules blancs s'est élevé de 9,150 à 9,660, ce qui porte leur accroissement à 550; soit 1 globule blanc pour 448 globules rouges, au lieu de 1 sur 530, proportion que donne la moyenne des premières numérations. Il existe donc une anémie créée par le fait de la vérole, c'est cette hypoglobulie qui va nous donner la raison de tous les symptômes que nous allons décrire. Ce sont d'abord des désordres circulatoires, irrégularité des battements cardiaques, palpitations, bruit de souffle à l'origine des vaisseaux et le long des troncs volumineux, pâleur de la face, épistaxis, parfois même œdème des membres inférieurs. Viennent ensuite les conséquences fonctionnelles de la dyscrasie : défaut de nutrition et, par suite, malaise général, anhélation, inappétence, faiblesse des muscles. Enfin des troubles nerveux : éblouissements, vertiges, tintements d'oreilles ; tendance à la tristesse, insomnies, céphalées, temporo-frontale surtout ; douleurs diverses, les unes musculaires, d'autres concentrées autour des articulations ou répandues le long des os cylindriques, phénomènes qui ne sont, suivant l'expression de Romberg, que le cri de détresse des nerfs implorant un sang plus généreux. Ces troubles, si divers en apparence, ne sont-ils pas les analogues de ceux que nous trouvons dans la chlorose? quoi d'étonnant, du reste, puisqu'ils reconnaissent la même origine.

Mais tandis que la chlorose est essentiellement apyrétique, l'anémie qui nous occupe coexiste avec des phénomènes fébriles non douteux. Ces symptômes étaient connus depuis longtemps. Jean de Vigo, Mathiole (de Sienne) parlent de la « petite fièvre » qui accompagne la vérole.

Hunter, Swédiaur la mentionnent aussi. Ce dernier est des plus explicites. « Les malades, dit cet auteur, sont attaqués d'une fièvre d'espèce lente avec pouls faible et accéléré. »

Voilà ce qui se produit dans la période primitive ; mais cette infection générale s'accuse encore plus nettement pendant la période secondaire.

Il est permis de croire que la diminution des globules rouges et l'accroissement numérique des leucocytes persistent pendant une bonne partie de la période secondaire. Sans rien savoir de positif sur la pathogénie de ce phénomène, comme dans l'état de la science, on suppose qu'il s'agit là d'une formation insuffisante de globules et que l'on voit les différents organes qui composent le système hématopoiétique affectés pendant la période secondaire, on peut supposer que, pendant cette période, le sang continue à couler aussi pauvre que pendant la période dite primitive.

C'est, en effet, pendant la période secondaire que nous trouvons bien manifestement la leucite marquée par ces cordons noueux que l'on sent à la partie supérieure des cuisses et des bras.

Dans quelques cas (A. Weil de Heidelberg), n'a-t-on pas signalé des lésions de la rate, lesquelles se manifestent par l'hypertrophie de cet organe et aussi par troubles stomacaux, que l'on peut comparer aux troubles qui surviennent dans le cours de la fièvre intermittente, lorsque, comme cela est si fréquent, la rate vient à s'hypertrophier ?

C'est aussi dans cette période secondaire que se montrent les douleurs ostéocopes. Je ne parlerai pas des faits rares où l'on a constaté des lésions du foie, des troubles de la fonction urinaire.

Mais, ce qui doit attirer l'attention davantage, ce sont les troubles du système nerveux, dûs à l'état de cachexie subaiguë qui marque le début de la période secondaire. C'est alors qu'on observe fréquemment ces insomnies essentielles, sans douleurs, comme aussi sans motifs. Le malade, dès qu'il parvient à s'assoupir, est réveillé par un cauchemar ou tout au moins une agitation qui le laisse souvent au réveil plus fatigué qu'il n'était la veille, au moment où il s'est couché.

Combien y a-t-il de malades qui échappent à cette céphalée syphilitique, ce phénomène si tenace, qui peut aller depuis la simple pesanteur jusqu'à la migraine véritable, interdisant tout travail d'intelligence et même troublant le sommeil. Il est vrai que le mercure fait prompte justice de ces douleurs. Et ces névralgies syphilitiques si fréquentes, ces troubles de calorification qu'on rencontre assez souvent, algidité qui peut aller au point que la température, prise sur la surface cutanée, descend à 28°, 26°, 25°.

Quand à l'action de la syphilis sur l'état général, pendant la période secondaire, nous ne croyons pas qu'on puisse la nier.

La vérole, a dit Ricord, est un branle-bas pour l'économie, elle excite tous les germes organiques, et ouvre la porte à toutes les susceptibilités morbides.

On sait l'influence qu'elle a sur la tuberculose : chez les sujets prédisposés, elle active l'évolution des lésions et précipite l'issue fatale. Dans les deux premières périodes, on peut la considérer comme une affection essentiellement débilitante. Arrivent les accidents de la troisième période qui deviennent alors dangereux par eux-mêmes.

Ce sont, sur le tégument, les pustules ulcéreuses, qui peuvent se compliquer de phagédénisme et qui récidivent incessamment; les tubercules ulcéreux, que l'on voit dans les syphilis graves et qui occasionnent des désordres analogues à ceux du lupus.

Les gommes du tissu cellulaire, qui aboutissent souvent à des ulcérations profondes, les lésions de la langue qui peuvent être si redoutables, comme nous aurons occasion d'en voir un cas, en empêchant presque complétement l'alimentation. Puis ces lésions du larynx, de la trachée, des grosses bronches, de l'œsophage, de l'intestin grêle, qui peuvent amener la destruction, l'ulcération, le rétrécissement des points attaqués. Les gommes osseuses, les périostites compliquées parfois de nécroses, de décollements, de phlegmons profonds, et s'accompagnant de douleurs osseuses très-vives. Puis enfin, pour clore la scène, les gommes des parenchymes; le foie, les reins, peuvent être attaqués, mais combien plus grands sont les désordres quand les lésions se font sur les organes essentiels, tels que le cœur, le cerveau, la moëlle.

C'est là la période véritablement critique de la maladie, c'est elle qui en fait le danger, et que le traitement a pour but de reculer autant que possible quand il ne peut pas la faire éviter.

Nous venons de voir comment le virus pouvait manifester sa présence; il nous reste à examiner quels pourront être ses effets quand il rencontrera un sujet trop faible pour pouvoir soutenir la lutte.

L'induration chancreuse pourra être profonde, lente à disparaître; l'ulcération sera étendue, d'une cicatrisation difficile, enfin, dans certain cas, elle pourra revêtir la forme phagédénique.

Mais c'est surtout dans la période que nous appelons des accidents généraux, que nous devrons rencontrer les manifestations énumérées plus haut et qui témoignent que l'on a affaire à un véritable état dyscrasique du sang. On observera alors la pâleur des téguments, l'amaigrissement, la perte des forces, parfois même une véritable cachexie, toutes choses que l'on ne voit pas dans une syphilis ordinaire, quand l'organisme se défend bien.

Les premières manifestations de la deuxième période, qui se font pour ainsi dire « à fleur de peau » et que l'on observe chez tous les syphilitiques, ne nous arrêteront pas ; peut-être, par leur abondance, pourront-elles cependant nous montrer la force du virus.

Ce qui, à notre avis, caractérise une vérole grave, c'est l'apparation rapide des accidents tertiaires. Le chancre et les secondaires, sauf toutefois ceux qui se font sur l'appareil de la vision, sont de peu d'importance, en général ; étant supposé un malade dans de bonnes conditions de résistance, la maladie ne devient grave que lorsque la période tertiaire arrive, parce qu'alors les parties essentielles sont en danger.

Aussi tout l'effort du traitement porte-t-il sur ceci : éloigner le plus possible cette époque dangereuse : il faut gagner du temps ; qui sait si, pendant trois, quatre, cinq, six ans, et même plus, le malade ne sera pas arrivé à éliminer le virus. C'est, à la vérité, une chance rare, mais elle n'est pas impossible, puisqu'on a vu des réinoculations se faire après un certain temps ; dans tous les cas, en retardant le moment fatal, on procure au malade un répit agréable.

Ce sera donc une vérole grave que celle où les tertiaires arriveront rapidement, d'abord parce que leur présence même constitue le danger, puis la rapidité, avec laquelle les accidents profonds se montrent, prouve la force et l'activité du virus qui, ne rencontrant pas d'obstacles, a envahi, en un temps assez court, tous les systèmes et tous les éléments, au lieu de rester localisé dans les parties superficielles.

Nous devrons donc nous attendre à trouver des véroles

à marche rapide chez les gens âgés, vu leur manque de résistance.

Bien plus, le virus ne s'éliminant pas, les accidents devront être profonds, persistants, rebelles au traitement et s'accompagneront de phénomènes généraux marquant la profonde atteinte subie par la constitution.

En vertu de cette tendance de la maladie à passer rapidement à la période tertiaire, les manifestations secondaires ne revêtiront la forme exanthématique qu'en passant; elles tendront à se rapprocher de celle de la troisième période, et nous devrons voir apparaître les formes secondaires profondes : les syphilides papulo-tuberculeuses, pustulo-pulcéreuses.

Assurément, nous ne prétendons pas, que toutes les fois qu'un homme âgé prendra la vérole, sa constitution doive éprouver une atteinte aussi considérable que celle que nous signalons, et il n'est pas non plus voué fatalement à tous les délabrements dont nous verrons la longue liste. Et cela pour plusieurs motifs. D'abord, il faut compter avec les résistances individuelles spéciales; les nécessités de notre étude nous ont forcé à ne prendre les sujets de nos observations qu'à partir d'un âge déterminé : or, ce faisant, nous avons compté avec la moyenne des gens arrivés à cet âge. Evidemment, il y a bien alors un certain nombre de caractères communs au plus grand nombre et qui résultent de l'usure des organes. Mais on peut se trouver en face de cas particuliers, en face de ces gens qui, nés forts et vigoureux, se sont gardés de tous les excés et qui, bien qu'arrivés à l'époque où les autres sont vieux, paraîtront encore dans la force de l'âge. Il est clair que ces gens doivent bénéficier de l'état de vigueur dans lequel ils ont su conserver leurs organes. Dès lors, il ne faut pas s'étonner s'ils font leur maladie comme ils la feraient à l'âge qu'ils paraissent avoir.

C'est au médecin à apprécier ces cas particuliers, qu'il est impossible d'avoir en vue dans une classification.

Il faut encore songer à ces résistances individuelles que rien n'explique ; combien y a-t-il d'alcooliques qui fassent des véroles graves ? et cependant l'influence de l'alcoolisme n'est douteuse pour personne, il doit en être de même chez les gens âgés.

Mais, à côté des syphilis malignes ou graves, à côté de la dépression profonde, de la cachexie que nous aurons à constater chez les malades que nous étudions, il est un fait sur lequel nous voulons insister.

Nous ne croyons pas que, lorsque, chez un homme âgé, on se trouve en présence de ces accidents que nous avons appelés secondo-tertiaires, survenant au bout d'un temps fort court, bien que ces lésions soient peu profondes, qu'elles ne laissent que des traces légères, et que souvent, au moment où elles se montrent, l'état général ne paraisse pas mauvais, nous ne croyons pas, disons-nous, qu'on puisse, dans ces cas, qualifier la vérole de bénigne. En effet, ces accidents, qui sont sur la limite de la période tertiaire, indiquent que l'on est en présence d'un virus fort et actif. Le malade pourra paraître guéri, mais qui sait ce qui se passera plus tard chez lui ? le virus n'est qu'endormi, comment se fera son réveil ?

La marche d'une vérole est, en effet, une tragédie en plusieurs actes que l'on ne voit parfois pas tous, à cause de l'intervalle qui s'écoule souvent entre chacun, et l'on peut supposer que la guérison n'est qu'apparente, quand, dans tant de cas, où on put assister à l'évolution totale de la maladie, on vit ces syphilis graves se manifester précisément alors que les accidents tertiaires, les ulcérations profondes s'étaient montrés de très-bonne heure. Remarquons aussi qu'alors, souvent, les déterminations du virus se font non plus sur la peau, mais sur les organes profonds, et le malade, attribuant son affection à tout autre chose qu'à la vérole, ou parfois, soit par pudeur mal placée, soit pour tout autre motif, néglige d'indiquer ce qui a précédé la maladie dont il souffre.

L'idée primitive de ce travail a dû subir différentes modifications. Nous avions résolu d'étudier la marche de la syphilis chez les vieillards; mais le raisonnement, puis, le dépouillement des observations que nous avions recueillies, n'ont pas tardé à nous montrer qu'il fallait prendre la question de plus loin. Réduite en effet aux seuls vieillards, notre étude aurait porté sur des gens chez lesquels il n'est pas un organe, pas une partie, pas une fibre qui n'aient subi l'empreinte des effets du temps, qui n'aient ressenti, comme l'a dit Reveillé-Parise, cette action incessante de destruction, ce mouvement sans interruption, qui tend à ce que l'individu rentre dans l'éternel. Or, de tels gens ne se livrent guère au coït, c'est un plaisir d'un autre âge. Ce n'est pas que la chose leur soit impossible, et les auteurs qui dans les classifications de la vie humaine font partir la vieillesse du moment où cesse la faculté d'engendrer ne sont pas dans le vrai.

Longtemps, il est vrai, on a cru que la sécrétion du sperme cessait chez le vieillard, telle était là-dessus l'opinion que Longet professait dans son traité de physiologie ; il y avait bien longtemps cependant que Fisher avait combattu cette erreur.

M. Duplay qui, en 1852, examina le sperme de 51 vieillards, dont l'âge variait de 72 à 82 ans, trouva des spermatozoaires chez 31 d'entre eux. On voit donc que, si les vieillards ne sont plus aptes à la reproduction, c'est moins à la composition de leur sperme qu'aux autres conditions de l'acte reproducteur qu'il faut l'attribuer.

On peut, en effet, comparer le vieillard à un homme qui, riche autrefois, voit sa fortune décroître et se trouve obligé à toutes les économies, aucune dépense de luxe ne lui est plus permise, sous peine de compromettre son petit capital. Or, parmi les économies réalisables au premier chef, se trouve celle du coït. Ce n'est pas, on le comprend, du jour au lendemain que se fait la suppression de cette fonction, mais l'homme s'y est trouvé préparé insensiblement.

Déjà pendant la période de virilité, la sensibilité qui s'émousse, l'habitude qui survient, suffisent pour diminuer la fréquence des rapports sexuels; joignez à cela, plus tard, le rôle de moins en moins actif de l'imagination, le plaisir qui diminue, alors que parallèlement augmente la fatigue, et il sera facile de comprendre comment l'homme arrive à ne pratiquer le coït qu'à de longs intervalles.

Arrive enfin le moment où la raison remplace le reste, l'homme alors renonce à un droit dont l'exercice lui coûte trop cher; du reste, s'il ne s'y résignait pas, il y serait bientôt forcé, soit par les dangers que lui fait courir la congestion, soit parce que ses forces se refusent absolument à se prêter à ces fantaisies. Or, comme d'autre part, c'est par le coït que se contracte habituellement la syphilis, si j'avais voulu m'en tenir aux seuls vieillards, je restreignais singulièrement mon champ d'observation; nous voyons, en effet, dans les notes qui nous ont été remises par M. Horand, que, parmi les gens d'âge avancé entrés dans les salles de l'Antiquaille, il s'en trouve 15 âgés de 50 à 58 ans, alors qu'on n'en trouve que 5 de 60 à 68 ans.

Il nous a donc semblé que nous pouvions prendre pour sujet d'étude les gens arrivés dans cette période, où ils ont encore assez de force pour pouvoir se livrer au plaisir, et trop peu de résistance pour supporter, comme ils l'eussent fait autrefois, les maux qui en résultent. Cette période existe réellement, c'est celle qui est appelée par Daubenton « âge de retour », et par Hallé « virilité décroissante », et que ces deux auteurs font commencer de 45 à 50 ans.

Cette période est annoncée, dit Quetelet, par une diminution du poids du corps et un abaissement de la taille. Nous voyons, en effet, dans les tableaux dressés par cet auteur, que, de 40 à 50 ans, la taille s'abaisse de 4 centimètres; or, c'est là un fait positif, qui montre d'une façon palpable la dégénérescence des deux systèmes osseux et musculaire.

Faut-il croire que la déchéance s'arrête à ces deux systèmes. Nous ne le croyons pas, elle doit s'appliquer à tout l'organisme, seulement, nous n'en n'avons pas de preuve aussi évidente.

Pour éviter qu'on nous fît le reproche d'avoir pris nos sujets trop jeunes, nous n'avons cependant, sauf dans trois cas, pris nos sujets d'observation qu'à partir de 50 ans ; ce n'est pas encore la vieillesse, pour tous les auteurs, mais c'est assurément la fin de la période de retour.

Dans l'analyse que nous allons entreprendre des divers cas que nous avons ressemblés, il est nécessaire de suivre une certaine méthode. Ce n'est pas en effet, une étude des éruptions malignes que nous faisons ici, il nous faut examiner toutes les manifestations de la vérole, car, chacune isolément, par son développement anormal ou son extension, peut donner à la maladie un caractère de gravité spéciale.

Cette étude individuelle terminée, il nous restera à voir l'influence générale exercée sur la constitution aux diverses époques de la maladie ; une vérole qui marche normalement, sans marquer son passage par des manifestations trop étendues, ne détermine habituellement pas de troubles généraux graves ; que si nous en trouvons de manifestes, d'intenses, nous devrons en chercher la cause et voir si elle ne se trouve pas dans l'état antérieur du malade ; enfin les complications venues du dehors nous occuperont. La marche à suivre dans notre travail nous est fournie par l'ordre naturel dans lequel se suivent les accidents ; nous commencerons donc par le phénomène initial, exorde obligé de toutes les formes de la syphilis : *le chancre.*

Le chancre syphilitique, ordinairement, est en lui même une lésion de peu de gravité, mais il est telles circonstances, qui peuvent le compliquer et lui donner une importance qu'il n'a pas naturellement.

D'abord son siège : il est d'observation que les chancres extra-génitaux sont, toutes choses égales d'ailleurs, plus graves que les autres et préludent à une syphilis plus sérieuse. Cependant on comprend facilement que nous ne puissions avoir à nous occuper de ces cas, où le syphilôme initial suit en somme une marche régulière.

Nous ne devons étudier que ceux où la constitution du malade a fait éprouver à la lésion des modifications spéciales.

Mais un chancre devient véritablement grave en lui même, quand il prend la forme phagédénique. C'est, en effet, une chose redoutable, que ces cas où la lésion, au lieu d'évoluer dans le point où elle est apparue, envahit les parties voisines, détruisant tout sur son passage et ne cédant à aucun traitement. Quelles sont les causes qui peuvent donner lieu à cette complication? c'est ce que nous allons rapidement étudier. Dans l'état actuel de nos connaissances, il est un grand nombre de cas pour lesquels nous sommes impuissant à expliquer l'origine de la gangrène moléculaire compliquant le chancre syphilitique, de même que, bien souvent, la raison de la malignité, soit dans la période primitive, soit dans les périodes ultérieures, nous échappe complètement; mais nous ne croyons pas qu'il soit permis de renoncer à pénétrer les causes du phagédénisme, lorsque celui-ci se developpe chez un vieillard; alors même que toute complication surajoutée ferait défaut, l'influence de l'âge doit suffire à l'explication cherchée.

Le processus qui nous occupe consiste essentiellement dans l'ischémie et la mortification lente, sucessive, des tissus qui tapissent la cavité du chancre. Il est permis de croire que la lésion consiste en une infiltration périphé rique par de la fibrine et des cellules néoplasiques suffisamment abondantes pour comprimer les vaisseaux et modifier les conditions locales de la nutrition. Sans vouloir faire ici une étude étiologique complète, nous ferons remarquer que la cachexie, et généralement les causes qui favorisent les coagulations discrasiques du liquide sanguin, ou le défaut de résistance des parois exercent une influence incontestable. Or la vieillesse ne crée-t-elle pas une prédisposition morbide complexe susceptible d'être assimilée aux autres conditions générales dont peut souffrir l'organisme. Pour nous donc, d'accord en ce point avec la plupart des auteurs que cette question a préoccupés, nous n'hésitons pas à mettre sur le compte de l'âge avancé les graves complications locales qui ont été observées dans les cas suivants.

Obs. I (Annales de dermatologie, 1870, tome III, page 63). — Les lésions syphilitiques chez les vieillards peuvent simuler le cancer.

En 1855, écrit le docteur Michaelis, je soignais un homme âgé d'environ 60 ans, pour un chancre phagédénique du gland. Quelques mois plus tard, un noyau induré se développa sur la cicatrice. J'écartai l'idée d'une lésion syphilitique, parce que j'avais vu la cicatrice parfaitement souple et que plusieurs mois s'étaient écoulés depuis la cicatrisation.

Je crus donc à un néoplasme, et j'en aurais fait l'ablation immédiatement, si les glandes inguinales n'eussent été engorgées des deux côtés. — Bains locaux, pommade iodée.

La tumeur envahit la couronne, s'étendit jusqu'au frein, une croûte se forma à sa surface et laissa en tombant une plaie sanieuse qui, en une semaine, se détergea. Quelques semaines plus tard, je constatai des condylômes à l'anus et des ulcérations amygdaliennes. De larges doses d'iodure de potassium eurent raison du tout, et, en 1857, époque où j'ai revu le malade, il était entièrement rétabli.

Obs. II. — Chancre phagédenique. (Michaelis. *Eodem loco.*)

Un autre malade, à la suite d'un chancre phagédéniqué qui lui avait détruit le gland, présentait un tel rétrécissement de l'extrémité de l'urèthre, que je dus intervenir. En essayant de passer des sondes, je constatai, au côté gauche du prépuce, une petite tumeur qui, en deux semaines, atteignit le volume d'une petite châtaigne. Les ganglions inguinaux étaient durs et engorgés, mais non douloureux. Le malade maigrit de jour en jour et devint cachectique. Après six semaines, la tumeur s'ulcéra. L'ulcération envahit la peau du pénis, l'urèthre et les corps caverneux. Bientôt une éruption syphilitique survint, et le diagnostic s'établit. En peu de temps, tout céda à l'iodure de potassium à l'intérieur et au traitement local par des lotions d'eau phéniquée et additionnée de sublimé.

Obs. III (Michaelis, *eodem loco*). — Chancre phagédénique.

Un troisième malade me fut montré par le docteur Matuwowsky. Ce malade avait une infiltration diffuse du pénis, et à la place du gland, qui était détruit, une large plaie en entonnoir. Le prépuce, en partie conservé, adhérait aux bords de la plaie. Les glandes inguinales étaient engorgées, surtout à droite. Le sujet était profondément cachectique; cette affection datait de six mois. Le malade était marié et affirmait que sa femme n'avait aucun mal.

L'ulcération fut enlevée à la base. Après un traitement mercuriel mal supporté, on eut recours à l'iodure de potassium, et le malade fut bientôt rétabli. Je ne l'ai pas revu.

Jamais, chez les sujets jeunes, je n'ai vu une évolution semblable des accidents syphilitiques ; la vieillesse peut donc imprimer à ces accidents un caractère spécial qui doit rendre le médecin prudent pour le diagnostic et le traitement des indurations et tuméfactions des organes génitaux chez les vieillards.

Obs. IV (Davasse. La syphilis). — Syphilis maligne; chancre phagédénique, suivi d'éruption de quatre grosses pustules à la face.

X..., âgé de 45 ans, est entré au Midi, le 8 novembre 1844. D'une bonne santé habituelle, il a contracté un chancre en mars 1844. Ce chancre a débuté par le frein, et dans les premiers jours, il n'était pas plus gros qu'une tête d'épingle ; il est venu une croûte sur cette petite ulcération, au bout de deux mois cette croûte est tombée, l'ulcération était alors beaucoup plus étendue et plus profonde (vin aromatique, quatre pilules de Sédillot).

Malgré le traitement, l'ulcère a conservé le caractère phagédénique qu'il avait pris dès le début.

Quand le malade entra à l'hôpital, le chancre occupait toute la face inférieure de la verge depuis le frein jusqu'à l'angle pénio-scrotal et commençait à envahir la face dorsale.

19 décembre. La face inférieure de la verge a commencé à se cicatriser, mais, en même temps, l'ulcère a gagné vers la face opposée et tout le dos de la verge se trouve envahi.

15 mars. La cicatrisation a commencé sur le dos de la verge. Huit jours après, apparition, sur la face, de quatre pustules assez volumineuses, qui se sont recouvertes de croûtes de 5 millimètres d'épaisseur sur une largeur de 1 centimètre de diamètre. Après la chute de ces croûtes, il reste une macule rougeâtre.

Pendant toute la durée du chancre, la santé générale n'a pas été notablement altérée, mais le facies avait un aspect cachectique assez prononcé.

Le malade est sorti le 30 avril. Son chancre paraissait à peu près complètement cicatrisé. Deux pustules de la face persistaient encore.

Le 1er juin, le malade revient à l'hôpital. A sa sortie, son ulcère présentait deux points très-petits non encore cicatrisés. Durant le mois de mai, ces points se sont étendus et ont pris chacun une extension de 1 centimètre carré. Les pustules de la face ont aussi fait des progrès, les croûtes qui les recouvrent sont devenues plus épaisses, la face a repris un aspect cachectique. Quelques jours après son entrée, le malade est pris d'une attaque de rhumatisme avec endocardite; malgré ces complications, le chancre et les pustules de la face se sont complètement cicatrisés. Sortie le 25 juin.

Obs. V (*Eodem loco*). — Syphilis confirmée, chancre phagédénique, ecthyma.

F..., à l'âge de 45 ans, a contracté, dans le courant du mois de juillet 1844, un chancre qui, dès le début et malgré un traitement rationnel, a pris le caractère phagédénique. Au mois d'octobre 1844, le malade entre dans le service de M. Ricord; presque tout le gland était détruit; tous les traitements restèrent inutiles; ce ne fut que vers la fin de décembre que le chancre se cicatrisa, après avoir détruit une grande partie des corps caverneux.

Un mois et demi après, un petit point de la cicatrice qui était resté plus rouge s'ulcéra. L'ulcération s'étendit rapidement et détruisit une nouvelle portion de la verge. La cicatrisation ne fut complète que le 8 avril.

Quelques jours après, des boutons rouges parurent sur le front et dans les oreilles; plus tard, survinrent, à l'anus, des plaques muqueuses.

Au mois de juillet, éruption exanthématique sur tout le corps.

Au commencement d'octobre, il a paru, sur le dos de la main, un petit bouton pustuleux qui s'est étendu peu à peu, s'est ulcéré et s'est recouvert de croûtes. Il en est venu de semblables sur les jambes et les cuisses. Quand il entre à l'hôpital, en octobre 1845, ces pustules ont la forme et l'aspect de l'ecthyma; plaques muqueuses très-saillantes autour de l'anus. Sorti guéri le 26 décembre 1845.

L'examen des trois premières observations que nous avons empruntées au docteur Michaelis, montre bien le caractère nettement phagédénique que peut prendre le chancre chez le vieillard ; la première surtout, qui est très-complète et donne à la fois l'âge qu'avait le malade quand il contracta la syphilis et le tableau des accidents qui suivirent. Dans les deux autres, l'âge des malades n'est pas indiqué, mais les conclusions de l'auteur montrent qu'il voulait évidemment parler de gens d'un âge analogue à celui du premier.

Voici donc trois malades en bon état apparent, qui voient survenir chez eux des chancres infectants, dès le début desquels se montre la redoutable complication que nous étudions. On sait que le phagédénisme procède souvent autrement. Le chancre est petit, insignifiant, il se répare rapidement, puis, au moment où il est sur le point de disparaître, ne laissant après lui qu'une cicatrice à peine visible, celle-ci s'ulcère. Les lèvres de cette nouvelle lésion s'amincissent, se frangent, se contournent, bordées d'un limbe diffus, sombre et livide ; le fond, saignant et grisâtre, parsemé de crêtes fongueuses, est baigné, dans ses anfractuosités, d'une sanie de mauvaise nature, puis les parties voisines sont envahies progressivement dans leur superficie et leur profondeur. Dans d'autres cas, et ce sont ceux qui nous occupent, en même temps que le chancre se montre, apparaît la tendance au phagédénisme. Ce n'est plus une complication surajoutée, c'est le caractère même de la lésion.

Dès le début, l'ulcère s'étend dans toutes les directions, détruisant les tissus qu'il envahit, et aucun traitement ne peut l'arrêter : remèdes internes, externes, rien n'y fait, et la destruction suit ainsi son cours jusqu'à ce qu'elle s'arrête, souvent sans qu'on puisse comprendre pourquoi.

Dans les cas qui précèdent, les 60 ans qu'avaient vécu nos malades n'équivalent-ils pas, comme effet, à ces causes hyposthéniques invoquées par les auteurs; l'anémie, la chlorose, la fièvre paludéenne, n'amènent pas un état de faiblesse aussi grand, pas plus que l'état scorbutique, que Ricord accusait de causer tout le mal.

Défaut de réaction, voilà ce qui caractérise l'effet amené par les progrès de l'âge, et il nous semble que, dans les cas présents, cela suffit pour expliquer le phagédénisme. On sait, du reste, que les lésions chancreuses n'ont pas seules le triste privilége de se compliquer de ce défaut de tendance à la réparation. En dehors de la vérole, il peut arriver que certaines lésions insignifiantes deviennent le point de départ d'ulcérations profondes, envahissantes, en un mot, phagédéniques dans toute la force du terme. Il y a quelques mois, on pouvait voir, dans le service de M. Gosselin, une jeune fille qui présentait un exemple du fait que nous signalons. Elle n'avait jamais eu la vérole et, cependant, une lésion insignifiante de la partie externe de la fesse avait été le point de départ d'une ulcération énorme, occupant environ 25 centimètres carrés, qui avait détruit progressivement la peau, les parties sous-jacentes et enfin mis à nu et entamé la couche musculaire. On rechercha minutieusement ce qui aurait pu faire croire à une diathèse contractée depuis quelque temps déjà; ne trouvant rien, on fut bien obligé de penser que le phagédénisme était sous la dépendance d'un état particulier de la constitution. Cette jeune fille était forte et vigoureuse, mais elle paraissait avoir un tempérament lymphatique. Ce qui montre encore mieux, à notre avis, que c'est dans le défaut de réaction qu'il faut chercher la cause du phagédénisme observé chez nos malades, c'est la marche des accidents qui survinrent ensuite. Nous lisons dans la première observation que, sur la cicatrice qui finit enfin par se montrer, apparut un noyau induré, qui, chez le premier malade, envahit la couronne, s'étendit jusqu'au frein, s'ulcéra et se couvrit de croûtes, qui laissèrent, en tombant, une plaie sanieuse; apparurent alors des ulcérations amygdaliennes et des condylômes à l'anus. Dans la seconde, on constata, sur le côté gauche du prépuce (le gland avait été détruit), une tumeur qui, en deux semaines atteignit le volume d'une petite châtaigne. Après six semaines, la tumeur s'ulcéra ; l'ulcération envahit la peau du pénis, l'urèthre et les corps caverneux, bientôt une éruption syphilitique apparut.

Que peuvent être ces lésions singulières, qui se montrent longtemps après que le phagédénisme primitif a disparu?

Telle n'est pas ordinairement la marche du phagédénisme; est-ce alors un accident tertiaire ? nous ne le croyons pas, il débute trop tôt.

De plus, les lésions tertiaires du pénis sont relativement rares; enfin, les accidents secondaires qui apparurent en même temps que ces ulcérations nouvelles nous font croire que ce n'est pas là de la syphilis tertiaire, mais bien une récidive du chancre, telle que l'a décrite autrefois M. Fournier sous le nom de chancre redux et qui s'annonce par une de ces lymphangites diffuses sur lesquelles M. Mauriac a des premiers insisté. Cette lymphangite est elle-même susceptible d'aboutir à une ulcération, laquelle, comme la première, pourra subir la déviation phagédénique. D'autre part, on a prétendu que le phagédénisme pouvait parfois s'interrompre et subir comme une sorte de sommeil momentané.

Voici, en effet, ce que l'on peut constater quelquefois: quand l'ulcère serpigineux paraît avoir terminé ses ravages, la cicatrice se fait, elle recouvre, réunit les surfaces détruites, et tout paraît rentré dans l'ordre. Mais, si on considère attentivement les surfaces, on voit, caché dans un coin, un petit point érodé légèrement : c'est une lésion presque imperceptible, à laquelle le malade ne prête nulle attention. Des mois se passent ainsi, puis un jour, l'influence générale sous laquelle s'est produit le phagédénisme subsistant toujours, la constitution se trouvant encore plus débilitée par les souffrances du malade, les traverses par où il a eu à passer, sans motif l'ulcération se rouvre, débutant par le petit point non encore cicatrisé, et on assiste à l'évolution d'un nouveau chancre phagédénique. Les observations IV et V en sont un bel exemple. La cicatrisation paraît complète, mais, au bout de un mois à un mois et demi, tout recommence. Nous croyons donc que c'est ainsi que se sont passées les choses chez les malades qui font le sujet de nos trois premières observations. On voit assez combien le phagédénisme est un accident grave, une complication redoutable; en dehors des accidents locaux qu'il détermine, tels que perte du gland (obs IV), rétrécissement de l'uréthre (obs. IV), consécutif à la cicatrice, la santé générale souffre gravement, dans ce cas de chancre phagédénique; pourrait il en être autrement, quand on songe aux délabrements qu'il amène?

L'observation IV nous montre l'ulcère occupant la face inférieure de la verge, depuis le frein jusqu'à l'angle péno scrotal; puis, lorsque, en ce point, la cicatrisation commence à se faire, le dos de la verge tout entier est envahi à son tour.

Chez le malade de l'observation V, la lésion, moins étendue en apparence, est plus profonde; elle détruit le gland, comme chez deux des malades de Michaelis, puis, s'avançant encore, elle fait disparaître une nouvelle portion de la verge. Voilà donc des malheureux, dont l'un, pendant quatorze mois, l'autre, pendant dix mois, ont porté une lésion assez étendue ; est-ce impunément qu'ils peuvent supporter les vives douleurs dont elle est le siège, la suppuration intarissable qui se fait pour l'élimination des parties mortifiées. Comment l'économie ne souffrirait-elle pas quand elle est, pendant un temps aussi considérable, empoisonnée par les produits septiques qui baignent sans cesse le fond de la plaie? Ajoutez à toutes ces causes de débilitation : l'appétit, qui ne tarde pas à disparaître ; l'influence désastreuse d'un long séjour à l'hôpital, la longue durée d'un traitement anémiant, sur lequel on est obligé d'insister pour essayer d'arrêter le mal, et il sera facile de comprendre l'état profondément cachectique auquel étaient arrivés les malades qui font le sujet de nos cinq premières observations. Si donc le phagédénisme est une complication grave, quand il se produit à l'âge adulte, il acquiert encore une gravité plus grande chez les gens âgés. Nous voyons cependant que, chez eux, il a une tendance à se montrer plus fréquemment, en vertu même de leur débile constitution. Comme ce phagédénisme est lié au chancre, je crois que nous sommes en droit de conclure que, chez les gens âgés, le chancre se montre souvent grave.

Phénomènes généraux précédant l'éruption secondaire. — Bien avant que le tégument ne se couvre d'éruptions, la vérole est généralisée dans l'organisme; il ne serait pas difficile d'apporter ici nombre d'exemples de cautérisations chancreuses et même d'exérèses complètes absolument inefficaces contre les suites de la maladie.

C'est alors, le plus souvent, par des symptômes généraux que se traduit la diffusion du virus, son transport dans tous les organes, au moyen du liquide sanguin, dans lequel nous savons qu'il a pénétré. Rien de plus variables que les symptômes dont les malades nous offrent alors le tableau. Ils représentent, en effet, une sorte de pierre de touche de la constitution et nous donnent la mesure du degré de résistance ou d'impressionnabilité dont fera preuve le sujet dans le cours de sa maladie. C'est donc de l'individu, du terrain en un mot, que dépendent avant tout les malaises généraux qu'il nous faut énumérer.

Nous avons plusieurs fois remarqué l'influence fâcheuse que semblait exercer la débilitation amenée par l'âge sur ces prodrômes de la syphilis tégumentaire. Il semble que l'organisme soit incapable de résister à ces premières atteintes du virus, aussi c'est par une prostration complete et parfois des phénomènes qui rappellent l'état typhoïde, accompagnés de fièvre et de frisson, que débute cette première phase. Quelques observations feront mieux comprendre notre pensée.

Obs. VI (Gieure. Caractères diagnostiques des plaques muqueuses de la peau ; thèse de Paris, 1870). — Plaques muqueuses généralisées. — Fièvre.

P..., cocher, 58 ans, entre le 7 mai 1870 dans le service de M. Bazin.

Le malade raconte que les premières plaques qu'il ait eues sont apparues trois mois avant son entrée à l'hôpital. Elles se sont montrées au dos, à la poitrine, aux avant-bras. Avec cette éruption a coïncidé une courbature générale, de la fièvre, tous les symptômes en un mot qui accompagnent une fièvre éruptive. Le malade a cru à une petite vérole, et le médecin lui-même, raconte-t-il, a paru hésiter un instant.

Mais très-rapidement les symptômes se sont amendés, la fièvre a disparu, pendant que l'éruption, de nature spécifique, continuait à se développer.

A l'entrée du malade, on constate que les plaques occupent leur siége d'élection, les bourses, le pli du coude, le jarret, la plante des pieds et la paume de la main.

De plus, elles sont disséminées en grande abondance sur le tronc, à la région sus-ombilicale, sur les bras et le dos.

A la plante des pieds et aux mains, elles sont confluentes, larges, arrondies. Au dos, à la poitrine et aux membres, elles atteignent des dimensions considérables. Toutes sont remarquables par leur dimension plus qu'ordinaire, celle d'une pièce de 1 franc.

Amélioration et sortie le 21 juin.

Obs. VII (Richard. — Thèse de Paris, 1876. Des conditions dans lesquelles se développent les accidents secondaires de la syphilis).

V..., âgé de 55 ans, entre le 9 octobre 1860, à la Pitié. Cet homme, d'une bonne santé habituelle, a contracté, il y a quelques mois, un chancre induré du prépuce qui a laissé une cicatrice caractéristique. Adénopathies ganglionnaires bi-inguinales multiples. Syphilides papuleuses occupant le tronc et les membres. Adénite cervicale, alopécie, plaques muqueuses sur l'amygdale droite, rougeur et œdème de l'isthme du gosier; douleur au niveau des parties musculaires des parois thoraciques, de la région sternale, et dans la plupart des articulations des membres. Langue saburrale, dégoût des aliments et appétit pour ainsi dire nul. Etourdissements, vertiges, céphalalgie; léger affaiblissement de la vue et de l'ouïe, yeux ternes, physionomie triste, courbature générale et fièvre. Vers les trois heures de l'après-midi, la fièvre s'accroît, la peau est plus chaude, le pouls plus fréquent. La céphalalgie est surtout plus intense. Le malade prétend qu'il reçoit sur les côtés de la tête des coups de canif. Le malade maigrit, le paroxysme fébrile reprend chaque jour jusqu'à ce qu'on ait administré du protoiodure; il y a alors amélioration lente, mais progressive. Le malade quitte l'hôpital le 13 novembre, notablement amélioré. (Lancereaux.)

Obs. VIII (Observation communiquée par M. Horand, chirurgien-major de l'Antiquaille). — Syphilide pustuleuse forme purpura.

N... (Jean-Baptiste), 55 ans, entre à l'hôpital pour une syphilide pustuleuse. En même temps, plaques muqueuses de la verge et de la bouche. A la base de la verge, on trouve une ulcération couverte de croûtes et reposant sur une base indurée. Ganglions inguinaux et épitrochléens.

Le chancre date d'un mois et demi; quinze jours après son apparition, survint une éruption cutanée qui présente les caractères suivants : elle est pustuleuse et occupe la face antéro-interne des cuisses, la partie inférieure de la jambe gauche, le ventre, le dos et la face antérieure des coudes. Les unes sont d'un rouge violacé ecchymotique, rappelant le purpura, au point qu'au premier abord on pourrait croire qu'on a affaire à cette affection; les autres sont franchement purulentes.

Etat général faible, anémie, teint cachectique, le malade a dû cesser son travail depuis quelques jours, à cause de la perte complète de ses forces, conséquence probable de sa syphilis non traitée pendant les cinq premières semaines.

12 février. Une pilule Dupuytren ; bains sulfureux.

5 mars. Embarras gastrique; on supprime les pilules.

Le 9. Furoncle anthracoïde de la région dorsale.

22 avril. Le malade sort en bon état.

Obs. IX. — Accidents secondaires, anémie, apparence cachectique. Observation recueillie dans le service de M. Gougenheim, à l'hôpital temporaire, salle Sainte-Marthe, n° 2.)

Pierre L..., 65 ans, briquetier, entre à l'hôpital le 25 mai 1878, pour des plaques muqueuses confluentes à l'anus.

Avant de contracter l'affection qui l'amène à l'hôpital, le malade était fort et vigoureux et il jouissait d'une excellente santé; une fièvre typhoïde, contractée à l'âge de 30 ans, et une pneumonie, survenue à 50 ans, avaient disparu sans laisser aucune trace.

Au commencement d'octobre 1877, il eut des rapports avec une femme; ses souvenirs sont précis là-dessus, deux mois après au commencement de décembre, il vit survenir une infiltration diffuse du prépuce, qui fut alors le siége de vives démangeaisons, puis, presque à la même époque, sur la couronne, apparut un petit bouton qui ne tarda pas à s'ulcérer.

Le chancre est toujours resté petit, il s'est cicatrisé rapidement; aujourd hui, après six mois, on peut reconnaître le point où il siégeait à un petit noyau induré et déprimé.

L'intelligence du malade est un peu obtuse, il est difficile d'obtenir de lui des renseignements bien précis.

Voici cependant les détails que nous avons obtenus et que nous avons contrôlés en l'y faisant revenir à différentes reprises.

En même temps que le chancre s'ulcérait, les ganglions inguinaux s'engorgeaient des deux côtés ; à gauche (le chancre est à droite), il n'y en avait qu'un seul, mais il était énorme, il fut, cinq jours après, entouré de plusieurs petits ; à droite, il y en avait un grand nombre de moyen volume.

Au commencement de janvier, il se fit, sur tout le corps, sauf les mains, la face et les jambes, une éruption confluente de petits boutons cuivrés, gros comme une tête d'épingle, qui s'accompagnaient de démangeaisons très-vives. Ces boutons ont disparu depuis quelques jours en laissant de petites taches blanches, circulaires, entourées d'une aréole bistrée. En mars, plaques muqueuses à l'anus. Jamais de fièvre, pas de douleurs dans les muscles.

Il y a deux mois, en fin mars, le malade sentit que ses forces déclinaient, il avait de la peine à faire sa besogne, et un mois après, la faiblesse augmentant toujours, il dut renoncer à son métier, qui n'exigeait cependant pas une grande puissance musculaire ; mais il était obligé de se tenir longtemps debout, et ses jambes ne pouvaient plus le porter. C'est alors qu'il entra à 'hôpital.

Etat actuel. Plaques muqueuses confluentes à l'anus, rien à la bouche ni aux amygdales, des taches brunes ont succédé aux papules.

Dans les aines, double chapelet ganglionnaire remontant très-haut, ces ganglions sont gros et offrent une consistance mollasse. A gauche, on en sent un énorme, allongé, que son volume seu empêche de prendre pour un tronc lymphatique.

Au-dessous de l'arcade crurale, de chaque côté, on sent un chapelet de ganglions verticaux, descendant jusqu'à cinq travers de doigt. De chaque côté aussi, engorgement des troncs lymphatiques du sommet de la cuisse. Rien aux coudes ni à la région cervicale.

Le malade raconte qu'en janvier, lorsque l'éruption se fit, il vit son sein droit se gonfler et devenir douloureux. Actuellement l'organe est encore bien plus considérable que son congénère. On sent manifestement au toucher une glande dure, sans adhérence avec les parties profondes ou superficielles, grosse comme une demi-mandarine, presque étalée et non douloureuse. Elle a la consistance d'une glande mammaire, on y sent des tractus qui la divisent. Pas de ganglions dans l'aisselle.

Il y a six semaines, sur la face interne du tibia droit, une écorchure a donné lieu à la production d'une ulcération arrondie de la dimension d'une pièce de 50 centimes, couverte d'une croûte noirâtre et entourée d'une aréole inflammatoire cuivrée. C'est de l'ectbyma. Le périoste, au-dessous, n'est ni gonflé, ni douloureux. A gauche, même bouton d'ecthyma consécutif aussi à une contusion.

Mais le phénomène le plus remarquable que nous offre ce malade, c'est un air de débilitation profonde. Il est amaigri, ses traits sont tirés, ses yeux enfoncés dans l'orbite, il a des rides profondes du reste, L... dit avoir maigri beaucoup. Son teint est jaune, terreux; il paraît en somme déprimé profondément; pas de fièvre. Pas d'albumine dans les urines.

Dans les cas légers, quand rien ne vient imprimer une marche spéciale à la vérole, les accidents secondaires font leur apparition sans prodrômes, sans que rien en prévienne le malade.

Après une période de durée variable, ils constatent un jour la présence d'une éruption marbrée, qui mériterait de les laisser indifférents car, quelque abondante qu'elle soit, elle ne s'accompagne ni de douleurs, ni de démangeaisons, ni de fièvre ; quelques papules humides apparaissent en même temps, sur les parties génitales, autour de l'anus, aux lèvres et aux amygdales. A part l'angine légère en général, l'aphonie qui peut se montrer dans quelques cas et l'ennui d'avoir ces lésions compromettantes, s'il n'y avait pas la perspective de l'avenir, on ne saurait voir là des accidents graves. Il n'en est plus de même, quand on se trouve en présence de cas semblables à ceux que relatent nos observations. Nous voyons, en effet, survenir à cette époque, chez ces malades, des symptômes généraux dignes d'être mentionnés et que l'on peut à bon droit qualifier de graves.

Dans un cas (observation VII) il semble qu'on soit sur le point d'assister au début d'une fièvre éruptive, il y a une véritable période prodromique avec courbature, malaise général, fièvre ; il semble que le sang renferme un principe violemment toxique, et qu'au lieu des quelques papules habituelles, l'organisme soit près de faire une éruption confluente.

C'est, il est vrai, ce qui arrive ; l'éruption est particulièrement remarquable par son abondance, elle est composée d'éléments d'une dimension extraordinaire, qui se groupent sur toute la surface du corps, au lieu de rester localisés en quelques points spéciaux, comme il arrive ordinairement.

On pourrait, dans ce cas, mettre le mouvement fébrile sur le compte de l'abondance de l'éruption, mais alors il resterait à se demander pour quels motifs ces papules ont couvert la totalité du corps, qu'est-ce qui a pu les faire ainsi dévier de leur type habituel.

Mais voici, à côté, deux cas où sans lésions locales, sans qu'on ait d'autres motifs à invoquer que la présence du virus dans l'organisme, les phénomènes généraux deviennent menaçants.

Le malade (obs. VIII) dont M. Lancereaux nous fait un tableau si complet est évidemment dans un état grave. Il a une fièvre qui ne le quitte pas et qui, chaque soir, subit une exacerbation, il souffre de douleurs thoraciques et articulaires; la langue est saburalle, enfin, l'appétit est nul; céphalalgie et courbature générale.

A ne considérer que ces traits, en face de quelle maladie croit-on se trouver? assurément pas de la vérole. Supprimez l'exanthème spécifique, qui ne penserait se trouver en face d'un malade au premier septénaire d'une fièvre typhoïde? C'est la même courbature, c'est cette céphalalgie profonde, et enfin surtout, c'est cette obnubilation de la vue et de l'ouïe, ces yeux ternes et cette physionomie abattue. Ce dernier trait résume tout, il exprime la résultante de tous les efforts destructifs qui s'exercent contre le malade; or, en bonne médecine, ce qui fait la gravité ou la bénignité d'une lésion, c'est la façon dont le malade *réagit*, dont il supporte son mal. L'état général, voilà ce dont il faut s'inquiéter pour porter un pronostic, bien plus que de l'état local.

Donc, le malade duquel nous venons de voir le tableau clinique est en mauvais état, et tout ce syndrôme est sous la dépendance de la vérole. Si, dans le cas précédent, on pouvait discuter et mettre la fièvre sur le compte de l'abondance de l'exanthème, ici, rien de semblable; seule la modification imprimée par le virus à l'organisme, est en cause, puisque tout rentre dans l'ordre aussitôt que l'on administre le mercure.

Rarement, on le comprend, les phénomènes généraux arrivent à ce degré d'intensité; nous avons cité l'observation de M. Lancereaux pour montrer le maximum qu'ils pouvaient atteindre.

Nous avons choisi, au contraire, les observations VIII et XI comme donnant bien la moyenne de ce qu'on observe ; dans l'une et l'autre, on voit des malades dont le chancre n'a rien présenté de spécial et qui, une fois dans la période secondaire, paraissent en proie à une intoxication particulière ; ce n'est évidemment pas la cachexie profonde du cancer, mais c'est un état analogue à celui qu'on voit après les longues séries d'accès de fièvres paludéennes. L'état général est faible, il y a une anémie des plus marquées ; le teint est cachectique, jaune, plombé, la face amaigrie, l'œil enfoncé sous l'orbite ; la démarche est lente, pénible ; le malade accuse une perte complète de ses forces, au point même qu'il est obligé de renoncer à son travail (VIII et IX).

Dans l'observation du malade de M. Horand, nous trouvons de plus un symptôme qui indique bien l'état misérable où est réduit l'organisme.

Chez lui, en effet, l'éruption était caractérisée par deux variétés de pustules, les unes franchement purulentes, les autres rouge violacé, à teinte ecchymotique. Or, ces deux variétés indiquent l'une aussi bien que l'autre, que l'éruption s'est faite chez un homme profondément débilité. On ne fait pas ainsi du pus sans motif ; quant à la teinte violacée, elle est évidemment due à du sang qui a transudé à travers les parois des vaisseaux.

Or, cette condition ne peut être réalisée que lorsque le sang a perdu sa plasticité habituelle ; ce n'est que dans les cas où le sang a été profondément modifié que ce fait se produit ; nous y reviendrons, du reste, plus loin.

Le malade qui me fut si obligeamment montré par M. Gougenheim, n'avait pour toute éruption secondaire qu'une série de plaques muqueuses anales; la fièvre n'existait pas chez lui, et cependant il présentait à un haut degré cet aspect déprimé, ce teint plombé, ce facies paludéen. Depuis deux mois, il avait senti ses forces diminuer et il lui avait fallu renoncer aussi à son travail.

Ce sont là on le voit, des faits d'une gravité spéciale et qu'une vérole ordinaire n'entraîne pas avec elle. Ils nous paraissent dus à ce que l'organisme vieilli n'a plus la force de réagir contre l'anémie, la dépression qu'entraîne la vérole, dépression qui existe toujours un peu, mais contre laquelle un homme vigoureux peut lutter et qu'il surmonte au point qu'on n'arrive que rarement à la constater, car il a assez de force en réserve pour remplacer celles qui peuvent momentanément lui être enlevées.

Eruptions secondaires, leurs caractères.—Examinons maintenant les circonstances qui accompagnent plus particulièrement l'éruption et d'abord à quelle époque paraît-elle ?

C'est de quarante à cinquante jours après le début du chancre, que paraît, dans les cas ordinaires, la poussée syphilitique ; en moyenne on peut affirmer que la date de six semaines, comme fixant cet intervalle, constitue une des données les plus constantes de la syphiliographie, car cette première incubation offre autant de régularité que celle du chancre en offre peu; assurément, on peut observer quelques exceptions, mais elles sont rares ; ces variations sont dans beaucoup de cas liées à la nature du produit contagionnant. Ainsi, l'expérience nous apprend qu'après l'inoculation du sang, les éruptions ultérieures ont suivi de quarante-quatre jours le début de l'accident primitif, tandis qu'il leur en a fallu quatre-vingt-deux après celle des accidents secondaires pustuleux.

Nous savons, d'autre part, que l'hydraryre administré pendant la période chancreuse a la propriété de retarder es poussées constitutionnelles ; ce retard peut aller jusqu'à plusieurs mois, habituellement cependant il n'est que de quelques jours. D'une façon générale, il faut être prévenu que les éruptions très-précoces qui se manifestent dans les premières semaines du chancre, quelquefois même paraissant en même temps, sont habituellement graves. C'est ce que l'on observe dans la syphilis maligne dont les manifestations subintrantes se précipitent et s'accumulent dès les premiers mois de l'infection. Pour ce qui est de l'époque à laquelle se montre chacune des syphilides, en particulier, nous ne saurions mieux faire que de reproduire le tableau suivant emprunté à Bassereau :

	Époque la plus précoce.	Plus tardive.	Moyenne.
Syphilide érythémateuse. . . .	20e jour.	12e mois.	30-60 jours.
— papuleuse.	25e —	12e —	20-30 —
— papuleuse humide.	25e —	18e —	30-60 —
— vésiculeuse. . . .	30e —	6e —	—
— pustuleuse.. . . .	45e —	4 ans.	60-90 —

Chez les sujets qui nous occupent, il n'en a pas toujours été ainsi et nous verrons ces dates avancées, il convient encore d'examiner ici, ce qu'il advient du système lymphatique.

Bien que chez le vieillard les vaisseaux et les ganglions

occupent dans la grande majorité des cas une place bien effacée, et qu'en comparaison de celui qu'ils jouent chez l'enfant, leur rôle soit devenu bien secondaire; nous noterons cependant la rapidité et l'intensité avec laquelle ces canaux subissent l'influence du virus. Plusieurs observateurs ont consigné, en effet, la présence de lymphites profondes coïncidant avec des adénopathies considérables. Nous ne négligerons pas ici une complication qui, sans avoir l'influence des précédentes, n'en offre pas moins un grand intérêt, surtout en raison du peu de travaux quelles a inspirés, ce n'est guère, en effet, que dans un ouvrage inédit encore, dont il nous a été permis de parcourir les épreuves (1) que nous trouvons signalée l'éruption hémorrhagique accompagnée ou non de purpura. C'est en général sur les membres inférieurs qu'il faut chercher les traces de l'extravasat sanguin; la raison en est facile à saisir, elle se trouve dans l'état variqueux que présentent si souvent les veines des membres inférieurs.

Obs. X (Leçons théoriques et cliniques sur la syphilis et les syphilides, professées par Bazin ; Paris, 1866).

F... (François), 52 ans, employé des prisons, entré le 26 novembre 1856. — Syphilis papulo-tuberculeuse généralisée, adénite généralisée. Vers la fin du mois d'août, apparition, au repli préputial, d'un petit bouton gros comme une tête d'épingle. Ce bouton s'excorie rapidement et se change en un ulcère allongé qui ne se cicatrise que vers le 10 novembre. — Depuis le début de cet accident primitif, le malade n'a éprouvé ni céphalie ni douleurs ostéocopes. Il ne se plaint que d'un peu de gêne de la déglutition.

L'éruption pour laquelle il entre à l'hôpital a débuté par les

(1) L. Jullien. Traité des maladies vénériennes, Paris, 1878.

bourses, il y a un mois; elle s'est ensuite étendue à la partie supérieure des cuisses et n'a envahi le tronc et les bras que depuis quinze jours.

Etat actuel. — La partie inférieure du repli préputial forme une petite tumeur rouge recouverte de squammes grisâtres, qui présente à son centre un noyau induré, et sur ses parties latérales un tissu cicatriciel blanchâtre. Les bourses et la verge sont le siége de taches de roséole rouge, exfoliées. Sur le tronc, on trouve des marbrures de roséole maculée, et au milieu d'elles, de très-petits points papuleux ayant une teinte un peu jaunâtre, qui se réunissent dans certains points pour former des taches saillantes, irrégulières et dont l'aspect granuleux montre bien qu'elles sont formées par la réunion de ces petites papules. Une légère desquammation revêt ces taches granuleuses. Les membres supérieurs et inférieurs sont couverts d'une éruption de même nature. Engorgement des ganglions du cou, de l'aine et de l'épithroclée. Le doigt, légèrement promené sur la face interne des avant-bras et des cuisses, fait reconnaître la présence de petits cordons lymphatiques.

Obs. XI. — Syphilide papulo tuberculeuse précoce, disséminée. (Bazin, *eodem loco.*)

Picou (Joseph), 60 ans, entré le 5 juin 1865. Cet homme ne présente aucun antécédent de maladie constitutionnelle; il a toujours joui d'une bonne santé; cependant sa constitution est un peu altérée, car il est pâle et amaigri. Il y a deux mois, il a contracté un chancre qui siégeait à la base de la verge, mais qui s'est cicatrisé rapidement; pas de traitement. Un mois après, sans avoir été précédée ni de douleurs de tête, ni de maux de gorge, ni d'aucun malaise, débutait l'éruption générale qu'il présente actuellement.

Etat actuel. — On trouve disséminée sur le tronc et les membres, une éruption abondante, dans laquelle il est facile de distinguer plusieurs éléments. Ce sont d'abord des boutons volumineux, formant des saillies notables et arrondies au-dessus de la peau et constituant de véritables tubercules. Le volume de ces boutons est, du reste, variable; quelques-uns dépassent à peine celui d'une grosse lentille, la plupart atteignent celui d'une merise. Ils sont, les uns, d'une coloration rouge sombre, rouge violacé, les autres d'un rouge cuivré foncé; leur surface est lisse et pour ainsi dire luisante; on y retrouve souvent quelques débris squammeux, mais la plupart sont seulement entourés à leur base d'une collerette épidermique.

Ces tubercules sont inégalement répandus sur tout le corps, à 2 ou 3 centimètres les uns des autres. En aucun point on ne trouve de pustules. L'éruption est abondante sur toute la surface du corps. Aux aines, pléiade ganglionaire. Pas de démangeaisons.

Obs. XII. — Syphilide papulo-tuberculeuse. (Bazin *eodem loco.*)

M... Marguerite, âgée de 50 ans, 2 avril 1858. La malade nie tout antécédent primitif, cependant, au spéculum, on découvre sur la lèvre antérieure du col, une ulcération grisâtre, à bords arrondis et violacés. Pas de céphalée ni de douleurs ostéocopes. L'éruption a débuté il y a six semaines, par la partie antérieure des avant-bras; huit jours après, elle s'est montrée sur les cuisses; puis au bout d'un temps très-court, elle a envahi le tronc.

Etat actuel. — Sur les parties que nous venons d'énumérer, siége une éruption composée de plusieurs éléments. D'abord, des boutons, dont la teinte rouge cuivré est très-prononcée, les uns recouverts de quelques débris squammeux ou entourés d'une collerette épidermique, ne dépassant pas le volume d'une lentille, les autres, véritablement tuberculeux. Puis des taches, les unes saillantes, les autres simplement maculeuses; les unes d'un jaune cuivré, les autres présentant une teinte violacée et qui sont le dernier terme de l'évolution des boutons dont nous venons de parler. — Pas de démangeaisons; la malade ne se plaint pas non plus ni de céphalée, ni de douleurs ostéocopes, ni de maux de gorge. Ganglions engorgés au cou, dans l'aine et à l'épitrochlée. — Cordons limphatiques le long des avant-bras.

Sortie le 30 avril.

Obs. XIII (communiquée par Horand, chirurgien de l'Antiquaille).

Per. (Charles), 54 ans, forgeur. Entré le 13 septembre 1877, date du chancre indéterminée. Syphilide papulo-tuberculeuse et pustuleuse, plaques muqueuses de toutes les régions humides.

Tis. salsepareille, 1 pil. Dupuytren. Sortie le 13 octobre.

Le 30 octobre, il rentre pour compléter son traitement, ayant encore une roséole du tronc et des membres, ainsi que des plaques muqueuses buccales. Il sort enfin en bon état, le 25 novembre 1877.

Obs. XIV (Revue Hayem, tome I, page 312. — Cas d'entérite syphilitique, par Oser.)

Il s'agit d'un homme de 51 ans, dont l'affection est caractérisée par une syphilide maculeuse. Dans l'intestin, depuis le jejunum jusqu'à la valvule iléo-cœcale, l'on trouve de nombreuses tumeurs ulcérées, allongées, répondant aux plaques de Peyer, dont le fond d'un aspect tendineux, s'engage sous ses bords qui sont épais, infiltrés et durs. Le péritoine, au niveau de ces ulcérations, est recouvert d'une légère fausse membrane ; son tissu est un peu épaissi, tres-injecté et recouvert de nombreux nodules gris-blanc qui sont manifestement en rapport avec des vaisseaux lymphatiques.

Obs. XV (commnniquée par M. Horand.) — Syphilide acnéique généralisée à forme de purpura.

Vignard, 51 ans, domestique. Entré le 23 juin 1878. Chancre syphilitique sous-phimosique très-prononcé. Syphilide acnéique généralisée, occupant le tronc et les membres Sur les jambes, la syphilide a nne teinte rouge violacée rappelant le purpura. Lymphite dorsale de la verge. Pas d'albumine dans les urines.

Exeat le 7 août.

Obs. XVI (*Eod. loco*). — Chancre syphilitique. — Lymphite de la verge.

François, 52 ans, entré le 28 mars 1876. Chancre syphilitique de la rainure et de la couronne datant de deux mois. Lymphite dorsale de la verge. Adénite bi-inguinale. 17 avril, cicatrisation du chancre, avec persistance de l'induration. — Le 19, roséole.

On conçoit facilement qu'en raison de l'enchevêtrement des différents symptômes que nous avons à examiner, tels que la confluence, la généralisation de l'éruption, la symphise et les adénopathies multiples, le rapide début des accidents, nous n'ayons pu songer à classer nos observations par groupes distincts.

Quelques-unes même n'ont pu trouver leur place ici, les symptômes prédominants qu'elles relatent devant être étudiés seulement lorsque nous parlerons de la période tertiaire; une autre enfin a déjà figuré plus haut quand nous nous sommes occupé des symptômes généraux qui accompagnent la période secondaire.

Nous devons donc tirer de chacune, l'une après l'autre, les différents symptômes propres à prouver la vérité de la thèse que nous soutenons ici : à savoir la modification que l'âge paraît imprimer à chacune des manifestations de la vérole.

Si nous comparons les dates auxquelles se firent les éruptions avec celles portées sur le tableau de Bassereau, nous remarquons que, dans un certain nombre de cas, elles se montrèrent très-hâtives.

En effet, le début le plus précoce que la table citée assigne à l'éruption pustuleuse est quarante-cinq jours. Or, dans l'observation d'Horand (n° 8), citée déjà plus haut, nous voyons une éruption de cette nature se faire quinze jours après l'apparition du chancre, soit environ un mois entier avant l'époque notée comme la plus hâtive. Une deuxième observation d'Horand (no 15), nous montre une syphilide pustuleuse se montrant pendant l'évolution du chancre. Malgré le manque de renseignements exacts nous permettant de savoir ce que dure ce chancre, d'ailleurs très-prononcé, il nous est permis de considérer ce début comme précoce.

Cette même forme pustuleuse se produisant de bonne heure est encore notée dans une troisième observation d'Horand (no 13). La date de son apparition manque encore ici, mais nous trouvons noté comme commémoratif, que la roséole ne se montra que dans un deuxième séjour que le malade vint faire à l'hôpital, environ un mois et demi après sa première entrée. Or, de toutes les syphilides, l'exanthématique est sans contredit la plus précoce.

La syphilide papulo-tuberculeuse est une éruption que l'on peut nommer secondo-tertiaire, elle se trouve sur les confins des deux périodes; c'est dire que si on la range dans les manifestations sscondaires, ce doit être certainement la plus tardive.

Or, dans quatre observations dues à Bazin et une à Horand, nous la voyons se montrer à des périodes très-rapprochées du début de la maladie.

Dans l'observation X, c'est deux mois après le début du chancre, alors que celui-ci n'est pas encore cicatrisé, qu'elle apparaît; dans l'observation XI, ce début est plus rapide encore, puisqu'il a lieu un mois après la venue du chancre, enfin, chez la femme dont l'histoire se trouve rapportée au no XII, l'éruption envahit le corps, alors qu'on voyait encore sur le col une ulcération grisâtre à bords arrondis et violacés.

Dans l'observation XIII, on voit qu'en même temps que la syphilide pustuleuse, il existait une éruption papulo-tuberculeuse.

En l'absence de tout motif indiqué susceptible de montrer à quoi peut être due cette évolution prompte de la diathèse, si prompte que les éruptions se trouvent avancées de un, deux et même trois mois, il nous est permis de supposer que l'action de l'âge n'est pas indifférente. Mais la rapidité de l'apparition de ces syphilides n'est pas le seul caractère important qu'elles présentent, il faut aussi noter que dans presque tous les cas elles se sont montrées confluentes, et cela non-seulement sur le dos ou la poitrine, mais encore sur les membres, de façon à occuper presque la totalité du tégument. Il arrive même que l'éruption est déviée de son type habituel, soit comme lieu de développement, soit comme dimension.

Rien de plus curieux à ce propos que l'observation de Gieure (n°VI), où il est fait mention de plaques muqueuses à marche et à dimensions insolites.

On connaît les lieux d'élection de la plaque muqueuse; dans l'observation VI, nous voyons qu'on en trouve non-seulement dans tous ces lieux d'élection, mais encore sur le dos, la poitrine, les membres ; le tégument en est couvert, de plus, elles arrivent à avoir la dimension d'une pièce de 1 franc, certaines même sont entourées d'une aérole inflammatoire.

Les trois observations de Bazin, X, XI, XII, mentionnent des éruptions papulo-tuberculeuses occupant, non-seulement le tronc, mais encore les cuisses, les jambes et les bras.

C'est encore une syphilide pustuleuse occupant toute la surface du tégument que relatent les observations V et XV, dues à Horand. Un autre malade (observ. de Dumas), dont nous verrons l'histoire quand nous parlerons des tertiaires, eut, quelques jours après le chancre, « le corps entièrement couvert d'un nombre considérable de boutons. »

De tous ces cas assez nombreux, un fait se dégage, à savoir : que, chez les sujets que nous étudions, les éruptions se produisent à une époque très-précoce, et qu'elles sont, dans la majorité des cas, généralisées et confluentes.

Cet enseignement, il est vrai, est incomplet. il nous resterait à savoir quelle est la valeur pronostique d'une éruption se faisant avec les caractères que nous avons vus. Ceci, nous ne le savons pas, mais il semble que ce n'est pas trop présumer que de dire qu'il y a chance pour que cette vérole soit grave dans ses suites, quand on la voit prendre ainsi possession de sa victime et s'affirmer d'une façon aussi nette et aussi énergique. Qui s'étonnerait après avoir vu des accidents secondo-tertiaires survenir au bout de deux mois en moyenne, de trouver des tertiaires à peu de temps de là et de les voir aussi marqués que l'ont été les secondaires.

Si on y a fait attention, on a pu remarquer, dans les observations que nous venons de citer, combien le système lymphatique paraissait vivement influencé par le virus.

Ce n'est plus ici comme dans la majorité des cas ordinaires de syphilis, celle des adultes par exemple, les ganglions d'une région qui sont affectés, on les trouve indurés aux aines, à la région cervicale, à l'épitrochlée.

Les observations X et XII nous montrent, avec des chancres des parties génitales, les ganglions de l'aine, de l'épitrochlée, de la région cervicale, engorgés; de plus on sent sur les avant-bras des cordons lymphatiques durs et faisant saillie. L'induration des ganglions épitrochléens, coïncidant avec celle de ceux des aines, se remarque encore dans les observations VIII et XI.

Chez le malade observé par nous dans le service de M. Gougenheim, en outre d'un chapelet ganglionnaire énorme couché dans chacune des aines, les ganglions verticaux du sommet de la cuisse étaient aussi considérablement indurés,et l'on sentait des traînées de lymphatiques rouler sous le doigt à la partie interne des deux cuisses.

Quand aux lymphites de la verge, nous en rapportons quatre exemples.

L'observation XIV nous offre un exemple des plus rares de la participation deslymphatiques de l'intestin. Oser, à qui cette observation est due, met l'ulcération des plaques de Peyer qui suivit cette inflammation partie des lymphatiques sur le compte de la syphilis, puisqu'il intitule son travail « Entérite syphilitique ». Nous ne nous appesantirons pas sur ce fait dont l'interprétation commande plus d'une réserve.

Il nous reste à parler de deux cas dans lesquels l'éruption pustuleuse fut accompagnée d'un symptôme particulier.

Dans le premier (observ. VIII d'Horand), on voit que, parmi les pustules on en trouvait un grand nombre dont la couleur était rouge violacée, ecchymotique, rappelant le purpura, au point qu'au premier abord on pouvait croire à cette affection.

Dans la seconde, avec une syphilide acnéique, c'est aux jambes seulement que l'éruption présenta la couleur qui la faisait ressembler à du purpura. Ce dernier cas trouve son explication dans ce que nous avons indiqué plus haut, savoir l'état variqueux des veines delajambe, si fréquent à un certain âge, compliqué du reste par la stagnation du sang, particulier aux vieillards.

Mais chez le malade de l'observation VIII, cette explication ne suffit plus, le caractère hémorrhagique de l'éruption se retrouve en effet sur toute la surface du corps ; on comprend qu'il ne sagisse plus ici de varices mais bien d'un état particulier du sang, qui lui a permis de transsuder à travers les parois des vaisseaux, altération d'autant plus remarquable que le sang des vieillards a une tendance spéciale à la coagulation.

Cet état dyscrasique du sang ne doit-il pas être mis sur le compte de la débilité amenée par l'âge. La tendance aux hémorrhagies est un symptôme qui dénote une profonde faiblesse, on sait combien elles sont d'un triste présagde âns les affections aiguë. Même en dehors de tout état pyrétique, on les observe dans le scorbut, où le sang est profondément altéré, et le purpura auquel l'éruption qui nous occupe a été comparé si justement, n'est-il pas dans la majorité des cas une affection qui indique la faiblesse?

Il résulte de l'examen de toutes ces observations que, chez les malades arrivés à un âge avancé, les éruptions se font souvent avec des caractères particuliers : elles se font de très-bonne heure, sont confluentes, se montrent avec des caractères qui les rapprochent de celles de l'époque tertiaire, et s'accompagnent parfois d'un état qui montre que le sang est modifié dans sa constitution. En fin nous avons vu combien le système lymphatique était profondément imprégné par le virus.

Lésions de l'appareil oculaire. — Nous avons à parler maintenant des déterminations morbides, que la syphilis secondaire peut éveiller sur l'organe de la vision. Au point de vue chronologique, ce sont des lésions secondaires, elles se voient rarement avant le cinquième ou le sixième mois, plus communément elles apparaissent dans le deuxième semestre, soit même plus tard encore. C'est là, du moins, ce qu'on observe pour l'iritis; les lésions qui occupent les membranes profondes apparaissent ordinairement plus tard encore, dans la période tertiaire. Pour se produire de bonne heure, l'iritis n'est pas pour cela une lésion fréquente; nous trouvons à ce propos, dans une leçon de Fournier, le renseignement suivant : à l'hôpital de Lourcine on n'en voit guère plus d'une douzaine de cas par an, et cela sur un nombre considérable de malades. Chez les sujets qui se traitent régulièrement, cet accident est encore bien plus rare, on peut mettre en fait, qu'on ne l'observe pas plus de trois à quatre fois sur une centaine de malades.

Moins fréquente encore est la choroïdite; c'est une lésion d'une extrême gravité, car elle se complique souvent de névrite, et presque toujours de rétinite, il est même rare qu'elle ne se trouve pas associée à cette dernière lésion.

On conçoit combien sont graves ces affections qui attaquent les éléments les plus essentiels à la vision.

Il nous aurait été facile de citer ici de nombreuses observations d'iritis, mais c'eût été surcharger notre travail d'une manière, à notre avis, peu profitable; nous avons pensé qu'il était plus utile de ne donner que celles qui sont particulièrement intéressantes.

OBS. XVII.) Gosselin. Clinique de la Charité).— Iritis, choroïdo-rétinite syphilitique. — Mort par érysipèle intercurrent.

Un malade âgé de 69 ans entre à la Charité pour une affection de l'œil gauche, qui a amené la perte de la vue de ce côté. On trouve, comme symptômes physiques, un gonflement léger des paupières, avec injection des conjonctives. Cornée intacte; coloration jaunâtre de l'iris, avec tache ecchymotique au bas de sa grande circonférence; pupille serrée, ne se dilatant ni sous l'influence de la lumière, ni sous celle de l'atropine. A l'ophthalmoscospe, le cristallin paraît transparent, mais, en arrière, on ne voit qu'une teinte grisâtre générale, au-delà de laquelle il est impossible de rien distinguer. Pas de douleurs orbitaires, mais douleurs oculaires, semblables à celle qu'occasionnerait un corps étranger; abolition de la vue de ce côté; on diagnostique un iritis. La présence de l'affection sur un œil seul fait supposer qu'elle est de nature syphilitique. On trouve, en effet, sur le ventre, les cuisses, le dos et les bras, de nombreuses taches jaunes, offrant l'aspect de la roséole; en même temps, quelques papules s'élevaient çà et là. Sur les organes génitaux, aucune trace de chancre. Ce malade prétendait ne s'être pas livré au coït depuis bien longtemps. On lui fit remarquer une cicatrice rougeâtre et excoriée sur la sous-cloison du nez et sur la lèvre supérieure, au-dessous des narines, mais il ne voulut pas s'expliquer catégoriquement sur cette cicatrice; il répondit qu'il y a deux mois, il avait eu là une petite écorchure qui avait grandi progressivement et qui s'était accompagnée de quelques glandes sous la mâchoire. Trois semaines après, au moment ou la plaie se fermait, l'éruption générale était arrivée sans fièvre ni douleur, puis la maladie de l'œil s'était déclarée; il était difficile de ne pas voir là une syphilis constitutionnelle, dont le début remontait à deux mois.

Sur la face interne et le bord postérieur du tibia gauche, on trouvait un gonflement diffus, qui montrait que la syphilis passait à la période tertiaire.

21 février. Un érysipèle de la face, prenant son point de départ dans la petite érosion de la cicatrice sous-nasale, se déclara. Il prit rapidement la forme typhoïde et emporta le malade en quelques jours.

Obs. XVIII (Journal d'ophthalmologie, 1872. Observations cliniques d'affections oculaires, d'origine syphilitique, par Boncour, obs. IV p. 571). Périnévrite optique syphilitique double, opacité du cristallin.

R..., 53 ans, ébéniste, se présente à la clinique du docteur Galezowski, le 1er mai 1872.

En septembre 1871, chancre à la verge; en octobre de la même année, angine qui persiste encore, chute des cheveux, aucune éruption cutanée; plaques muqueuses, en ce moment, à la bouche et à l'anus.

Quatre mois après le début du chancre, le malade a commencé à se plaindre de la vue; il y avait deux mois que les accidents secondaires s'étaient montrés. Il y a quatre mois, la vue de l'œil droit, oujours excellente jusqu'alors, s'est couverte assez rapidement d'un nuage qui brusquement est devenu si épais que le malade ne voyait plus de cet œil; point de névralgies périorbitaires.

A cette même époque, la vue de l'œil gauche s'est aussi troublée, mais ce trouble, au bout de quelques semaines, a cédé en partie, au point que de cet œil, le malade vit assez de nouveau pour reprendre son travail, mais pas assez pour lire.

Depuis huit jours, l'œil gauche, celui qui permettait au malade de travailler encore, s'est de nouveau considérablement troublé, le nuage qui troublait la vue s'étant subitement épaissi.

Depuis cette époque, le malade ne travaille plus, il ne peut reconnaître une monnaie de cuivre d'une monnaie d'argent, il ne voit pas le numéro des maisons. A l'examen qui fut pratiqué le 1er mai 1872, on trouve : œil droit voit à compter les doigts, ne peut lire aucun caractère et a perdu la sensation des couleurs. A l'examen, opacité dans les couches superficielles du cristallin. A l'ophthalmoscope, la pupille et la région papillaire sont considérablement infiltrées. *A gauche*, le malade reconnaît, à 10 mètres, un homme d'avec une femme, il peut se conduire avec cet œil. Il distingue quelques couleurs. On trouve aussi les mêmes signes de périnévrite que de l'autre côté. Après un mois de traitement spécifique, amélioration sensible.

Obs. XIX. Vaccinal syphilis, iritis syphilitique. (Med. Times and Gazette 1er février 1873, Hutchinson).

Un commerçant âgé de 48 ans se présenta à l'hôpital ophthalmologique de Moorfields, atteint d'une iritis double. Sur tout le corps existait une roséole, et sur les amygdales, on voyait des plaques muqueuses. Le malade affirmait n'avoir jamais contracté la syphilis, et un examen attentif des parties génitales ne fit découvrir aucune trace de chancre. Sur un bras, au lieu d'élection des piqûres vaccinales, on constatait l'existence de deux ulcérations à bords indurés, chacune de la largeur d'une pièce de 1 franc; un bubon indolent siégeait dans l'aisselle.

Trois mois auparavant, le malade s'était fait revacciner; tout avait d'abord marché régulièrement; puis, au moment où les piqûres semblaient sur le point de se guérir, elles s'étaient enflammées de nouveau et transformées en ulcères.

Quinze jours après, la roséole apparaissait, et à la fin du deuxième mois l'iritis. Sous l'influence de préparations mercurielles, les accidents disparurent rapidement.

L'enfant qui avait fourni le vaccin fut examiné et reconnu syphilitique.

Maintenant examinons ces observations : celle empruntée aux cliniques de M. Gosselin est remarquable à plus d'un titre.

D'abord il n'y a pas lésion seulement de l'iris, mais encore des membranes profondes de l'œil ; or nous avons vu que cette affection ne se produit ordinairement qu'assez tard ; ici, au contraire, nous voyons encore un exemple de cette marche rapide de la diathèse, que nous avons déjà constatée dans les observations qui précèdent.

L'iritis, qui ne se montre le plus souvent guère avant le cinquième ou sixième mois, apparaît ici alors que le chancre n'est pas encore cicatrisé. Au dire du malade, c'est un mois après qu'il a constaté l'accident initial, presque au moment où se fait une éruption de roséole que la vue commence à se troubler ; c'est donc une avance de quatre ou cinq mois que nous constatons ici. Bien plus, deux mois après la venue du chancre, la vue étant alors tout à fait perdue, l'ophthalmoscope permet de constater des lésions de la rétine et du nerf optique, lésions que l'on ne trouve habituellement qu'à l'époque tertiaire. C'est encore au deuxième mois de la maladie que survient l'iritis chez le malade de l'observation XIX. Plus intéressant est encore le malade de l'observation XVIII : chez lui, ce sont les couches profondes de l'œil qui sont prises tout d'abord; quatre mois après le chancre, la vue se trouble d'un côté, puis l'évolution de la lésion se fait si rapidement que, brusquement, elle se perd de ce côté. Or, voici des lésions qui, d'après les leçons de Fournier, s'observent généralement assez tard, dans la période tertiaire, car elles demandent assez longtemps pour évoluer, et que nous rencontrons au quatrième mois de la maladie.

C'est à un moment où, dans une vérole ordinaire, on ne devrait voir que des éruptions secondaires, que des accidents qui appartiennent à la dernière période de la syphilis se montrent, devançant ainsi de une ou plusieurs années, au moins, l'époque où on serait en droit de les craindre.

Mais tout est curieux chez ce malade. Les lésions oculaires syphilitiques se montrent habituellement d'un seul côté, c'est là un fait tellement habituel, qu'on a fait de cette unilatéralité un caractère diagnostique.

Ici, l'œil droit devient malade, seul d'abord, c'est la règle; mais au moment où brusquement il cesse d'être apte à la vision, ce qui, entre parenthèse, nous montre la très-rapide évolution des lésions, l'autre œil se prend à son tour.

Tout d'abord, l'affection fait de rapides progrès, puis elle s'arrête et reste stationnaire, pour quatre mois après reprendre sa marche précipitée et amener ainsi une cécité presque complète ; et c'est en neuf mois que se sont fait tous ces ravages. A l'ophthalmoscope on constate une périnévrite double.

Il convient ici de résoudre une question que nous avons indiquée plus haut ; sont-ce là des lésions que l'on puisse appeler graves. Quand nous avons parlé de la gravité du chancre, par rapport à son siége, on pouvait hésiter. Un chancre de la bouche amène une dyspepsie, qui entraîne l'anémie, un chancre de l'anus provoque consécutivement un rétrécissement du rectum. Ces chancres doivent-ils pour cela être appelés graves ? Oui et non : oui, parce qu'ils peuvent être suivis des accidents que nous citons, non parce que ces syphilômes peuvent évoluer le plus simplement du monde, et n'entraîner rien après eux, Pour avoir un chancre à l'anus, un malade n'aura pas fatalement un rétrécissement.

Il n'en est plus de même des lésions qui siégent sur les parties profondes de l'appareil de la vision. Assurément en elles-mêmes elles sont peu de chose, et dans tout autre région, elles n'occasionneraient que des inconvénients légers.

Mais si grande est la délicatesse des couches optiques, si délicat est le nerf de la vision, que le moindre dérangement en abolit souvent la fonction.

On ne peut, quant il s'agit de l'œil, considérer séparément la lésion et le point où elle se produit; ces deux choses sont liées d'une façon indissoluble, surtout quand on sait qu'à ces lésions correspondent fatalement les troubles fonctionnels.

Les affections syphilitiques de l'œil, sont donc des affections graves, très-graves, et comme de plus, elles ne se produisent qu'assez rarement, nous ne croyons pas trop avancer, en disant que les cas où on les observe sont des syphilis graves.

De nos observations, nous croyons pouvoir conclure encore que, chez les gens avancés en âge, les lésions spécifiques de l'œil évoluent avec une rapidité particulière, comme les autres accidents que nous avons étudiés jusqu'à présent.

Epoque tertiaire.—Après avoir, pendant le cours de la période secondaire, suivi le virus envahissant l'économie comme un poison et déterminant de prime abord, par sa présence dans les organes des manifestations généralisées, tumultueuses mais éphémères, nous devons examiner les accidents qui surviennent pendant la phase ultime véritablement diathésique, dite période tertiaire.

L'agent nocif a pris droit de cité dans l'organisme. Où s'est-il réfugié, où s'accumule-t-il pendant les longues périodes de calme qui causent si souvent du malade de cruelles illusions ? Faut-il croire, avec Virchow, que les ganglions lui servent de réservoir? Nul ne le sait, et ce qui contribue notablement à obscurcir ce problème, c'est que beaucoup de malades peuvent échapper à ces accidents. Un grand nombre d'autres ne les éprouvent qu'au bout de très-longues années : vingt, trente, quarante et même plus; cinquante-sept ans dans un cas. Pour d'autres, enfin, l'intervalle qui sépare les poussées éruptives secondaires des néoplasmes et des ulcères tertiaires est insignifiant, presque nul. Nous avons remarqué que les vieillards rentrent pour une bonne part dans cette dernière catégorie.

A quelle époque faut-il redouter l'apparition des accidents tertiaires ? L'observation nous apprend que, dans la majorité des cas, c'est de la quatrième à la huitième année qu'on les voit paraître ; tenons compte seulement de cette remarque, bien mise en relief par des statistiques récentes, que l'influence du mercure administré dès le début suffit à les éloigner dans une notable mesure. Or, sur les observations qui sont le fondement de ce travail et dont quelques-unes ont été poursuivies assez longtemps pour que l'on ait pu assister à l'éclosion du tertiairisme, voici les intervalles que nous avons notés entre le chancre et la venue des accidents profonds :

2 mois	2 cas.
3 mois	6 —
4 mois	2 —
9 mois	1 —
10 mois	2 —
12 mois	3 —
14 mois	1 —
2 ans	2 —
4 ans	2 —
5 ans	1 —
6 ans	1 —

Ce qui nous donne une moyenne de seize mois. Un seul cas fait exception, c'est celui où il s'écoula seize ans ; aussi, n'avons-nous pas cru devoir le comprendre dans cette statistique.

Nous ne citerons pas tous les faits auxquels nous faisons allusion et nous nous bornerons à reproduire quelques-uns d'entre eux.

Obs. XX (Recherches statistiques sur l'étiologie de la syphilis tertiaire, par L. Jullien). — Ulcère de nature gommeuse, un an après la contamination. (Hôpital de l'Antiquaille service de M. Gailleton.)

Marie M..., 55 ans, entre, en 1874, à l'hôpital pour une syphilis grave dont voici les anamestiques. Cette femme, qui s'était toujours bien portée, n'est plus réglée depuis quatre ans. Il y a deux ans, elle eut des rapports avec un jeune homme. Un mois ne s'était pas écoulé qu'elle vit survenir une éruption sur les parties génitales; le chancre a sans doute passé inaperçu, il n'y eut pas de plaques muqueuses de la gorge, et l'éruption périgénitale disparut spontanément.

Un an après, parurent, sur les jambes, les cuisses, le dos, la poitrine, d'énormes gommes qui ne tardèrent pas à s'ulcérer et laissèrent des cicatrices effroyables.

Celle que l'on remarque sur la cuisse gauche est particulièrement profonde, découpée à l'emporte pièce, elle comprend la peau dans toute son épaisseur; mêmes cicatrices sur les jambes, la fesse, le dos. Aujourd'hui, persiste encore sur la malléole externe une perte de substance ulcéreuse, à bords calleux, à fond déprimé et suppurant. La profonde atteinte portée par la syphilis sur la constitution de Marie M... se manifeste encore par des désordes généraux, spécialement une analgésie absolue sur les mains, les bras, les reins; perte d'appétit, céphalalgie, amaigrissement.

Obs. XXI (*Eodem loco*, observation de Fournier).

P... (Adolphe), ébéniste, 55 ans, santé excellente antérieurement.

Il y a deux ans, après des coïts suspects, eut un écoulement et une ulcération autour du méat.

Moins d'un an après, éruption pustulo-crustacée qui n'a pas disparu encore aujourd'hui depuis deux ans.

Eléments très-confluents, avec cicatrices et pertes de substance.

Obs. XXII (*Eodem loco*, observation de Dumas).

Homme de 49 ans, contracte son chancre en mars 1870; quelques jours après, mal de gorge, éruption de boutons en nombre considérable, lesquels guérisent spontanément. Dix mois après, ulcérations profondes au front, sur la face et les membres inférieurs.

Obs. XXIII (*Eodem loco*, observation de Giorgini).

Ange R... homme, 60 ans, d'un tempérament peu vigoureux,

contracte un chancre en août 1869. En décembre de la même année, syphilis papulo-pustuleuse, iritis syphilitique à droite. En janvier 1870, c'est-à-dire neuf mois après le début de sa maladie, ostéo périostite gommeuse, hépatite syphilitique. Le malade devint rapidement cachectique, finalement il mourut épuisé par cet état.

L'examen de ces quatre observations, prises au hasard parmi toutes celles que nous avons réunies, nous paraît bien devoir démontrer la vérité de ce que nous avancions plus haut, à savoir : la rapidité que l'âge peut imprimer à la marche de la vérole.

Nous retrouvons ici un fait analogue à celui que nous avons constaté en étudiant les éruptions secondaires ; il semble que le virus soit établi sur un terrain où rien ne lui résiste et où il précipite sa marche d'une façon extraordinaire, puisque dans un temps que nous ne voyons pas dépasser un an, il a envahi l'économie tout entière et manifeste sa présence par des lésions des parties profondes.

Au lieu de trois ou quatre ans de répit que la vérole laisse ordinairement à ses victimes, ici, l'intervalle le plus long que nous ayons à enregistrer entre le chancre et les tertiaires, c'est un an, puis un peu moins ; enfin, dans deux cas, ce n'est plus que dix mois, puis même neuf, et dans les observations que nous aurons à citer plus tard, nous trouverons un grand nombre de périodes de calme aussi peu longues.

Chose curieuse, les accidents si graves qui survinrent après des temps aussi courts ne furent pas annoncés par des accidents secondaires remarquables ; dans un cas même, ces derniers firent complètement défaut ; le chancre lui-même avait passé inaperçu.

En voyant les accidents secondaires se manifester chez les gens âgés d'une manière aussi précoce que nous avons pu le constater, et en retrouvant cette rapidité d'évolution plus grande encore pour les tertiaires, faut-il ne voir là que de pures coïncidences ?

A la vérité, ce n'est pas sur les mêmes malades que ces deux ordres de faits ont pu être constatés, sauf dans quelques cas; mais, d'après tous ces faits isolés, ne peut-on pas reconstituer l'histoire pathologique de la maladie ? Pour faire l'histoire de la maladie la plus simple, de celle qui évolue dans un cycle bien défini, dont les symptômes se présentent presque toujours les mêmes, de la pneumonie par exemple, combien n'a-t-il pas fallu consulter de malades. Tel qui offre un symptôme n'en présente pas un autre qu'on rencontre chez son voisin; c'est la réunion de tous les phénomènes que l'on sait se succéder habituellement qui fait la maladie.

Mais, pour la vérole, la difficulté est bien plus considérable encore ; il n'est pas possible de la définir en quelques mots, comme on le ferait pour la pneumonie, que nous citions. Que l'on essaye de formuler d'une façon générale l'action du virus, sur les différentes parties de l'économie. C'est une maladie essentiellement complexe; pour ce motif au lieu de se présenter chez presque toutes ses victimes avec les mêmes caractères, elle varie avec chacun. Chez l'un, les accidents secondaires feront presque défaut, ou bien ils varieront de forme à l'infini de l'un à l'autre, et leur succession n'aura jamais la régularité des périodes des maladies aigües ; chez un autre, ce sera les tertiaires qui manqueront ou s'ils se montrent, ce sera toujours avec cette irrégularité spéciale, affectant tantôt un organe, tantôt un autre selon le degré de susceptibilité de chacun.

De sorte que l'histoire de la vérole se compose des mille accidents qui peuvent survenir, c'est un catalogue de maux divers, reconnaissant la même cause, et dont le malade n'aura que quelques-uns seulement. Que, si, au milieu de cette variété apparente, nous remarquons quelques caractères se retrouvant avec une sorte de régularité, quand même la liste des accidents serait incomplète, on n'en serait pas moins autorisé nous le croyons du moins, à faire une généralisation.

Or, nous voyons que, chez les vieillards, les accidents secondaires évoluent rapidement, les accidents tertiaires paraissent marcher avec plus de rapidité encore, serons-nous trop hardi en déclarant que : « La vieillesse paraît imprimer à la vérole un caractère qui fait qu'elle a une tendance à parcourir ses périodes en un temps fort court ? »

Etude particulière des manifestations tertiaires.—Rapidité de l'évolution, confluence des manifestations, tels sont, en deux mots, les caractères que nous avons observés quand nous avons étudié ce qu'était la période secondaire chez les gens âgés.

Mais la maladie n'en reste pas là ; après les accidents que nous avons vus, et dont un si grand nombre se rapprochaient, par leur caractère, de ceux de la troisième période, au point d'avoir pu être appelés secondo-tertiaires, arrivent les manifestations profondes. Déjà nous avons vu qu'elles se produisaient avec rapidité, nous allons, dans l'étude particulière qu'il nous reste à faire de ces jetées, soit sur le tégument, soit sur les organes profonds, trouver une nouvelle ressemblance avec ce que nous avons vu dans la deuxième période.

Nous verrons les manifestations tertiaires, confluentes, aboutissant souvent à des désordres considérables, et souvent aussi résistant pendant un temps fort long au traitement le mieux dirigé.

Enfin, pour montrer à quel point le virus s'est emparé de l'économie, nous citerons un exemple dans lequel, après avoir donné lieu à des ulcérations sur les jambes, nombreuses et profondes, au point qu'il semblerait que le mal eût dû y épuiser sa violence, il reparaît quatre ans après et détermine sur les bras des accidents identiques.

Nous citerons, en premier lieu, les faits de syphilis maligne que nous avons rassemblés, cette forme si grave que peut présenter la vérole, non pas tant à cause des accidents latifs et profonds, que par la débilitation profonde qui l'accompagne, et même parfois de l'état d'affaissement, d'anéantissement où l'on voit les malades.

Ce qu'il nous faudra noter tout d'abord, c'est la multiplicité de ces accidents profonds; ils sont presque confluents; dans un cas, nous voyons du rupia paraître en même temps sur les jambes, les bras, le nez, dans un autre cas, c'est une syphilide ecthymateuse qui détermine sur les membres inférieurs, notamment, de profondes pertes de substance. Un troisième malade est atteint, jusque dans ses muscles, par l'ulcération progressive. Chez presque tous, l'éruption tertiaire se compose de grosses gommes dispersées sur la presque totalité des téguments et promptes à la nécrobiose.

Tel n'est pas le sort des malades jeunes, robustes, lorsqu'ils arrivent à cette phase de la maladie. Ne sait-on pas, en effet, qu'un des caractères distinctifs de la lésion tertiaire, c'est d'être bornée à une région, quelquefois à un point très-limité de la surface cutanée. Et plus le mal est invétéré, plus cette particularité s'accentue; si les premières poussées tuberculeuses rappellent, jusqu'à un certain point, le processus exanthématique des syphilides secondaires, sauf en ce qui concerne leur confluence, le rupia, l'ecthyma profond, ne se manifestent, le plus souvent, que par des éléments à la fois plus dispersés et moins nombreux.

La syphilide tuberculo ou pustulo-crustacée ne se compose, dans la généralité des cas, que d'un à trois groupes siégeant sur les épaules ou la région sternale, et la gomme vraie, dans le plus grand nombre des cas, est solitaire.

Rares, très-rares sont les malades chez lesquels ce néoplasme offre le caractère d'une éruption un peu abondante.

Les observations suivantes nous montrent que les choses ne se passent pas ainsi chez les vieillards.

Obs. XXIV. — Syphilides malignes et précoces. Chancre de la lèvre contracté par un homme de 52 ans.

Le nommé L. (Eugène), entré le 5 juin 1872, salle St-Gabriel (Pitié), est atteint de syphilis et présente des accidents tertiaires précoces, depuis deux mois, sur tout le corps.

Cet homme, âgé de 52 ans, père de famille, d'aspect très-débilité, présente, sur la face interne de la lèvre supérieure, au voisinage de la commissure gauche, une plaque grisâtre de la largeur d'une pièce de 1 franc; elle est endurcie à sa base, ne suppure pas, elle apparut avant les boutons qu'il a actuellement sur le corps. C'est un chancre.

En interrogeant ce malade, on apprend que ce chancre de la lèvre est survenu à la suite de caresses que le malade a pratiquées avec sa bouche.

Quelques jours après ces attouchements insolites, il s'est aperçu qu'il avait en cet endroit une petite écorchure. Celle-ci a grandi peu à peu; il a mis un mois environ à acquérir le développement actuel; rien à la verge, rien à l'anus.

Les ganglions cervicaux sont tuméfiés surtout du côté de la lésion de la bouche. Les ganglions de l'aine sont également engorgés. Plaques muqueuses du voile du palais et sur les amygdales. Chute des cheveux récente. Croûtes sur le cuir chevelu, papules disséminées sur la peau, ulcération sur le scrotum.

Apparition de rupia à la face interne de la jambe droite et sur le bras droit, de la grandeur d'une pièce de 1 franc. Rupia nasal et ulcération de l'aile du nez. Ces accidents sont notés le 23 septembre 1872, alors que le chancre existait encore en juillet. (Ory, Recherches cliniques sur l'étiologie des syphilides malignes précoces. Paris, 1876.)

Obs. XXV (L. Jullien. Recherches sur la syphilis tertiaire). Syphilide ecthymateuse 1 an après le chancre. Gommes de l'avant-bras suivies de profondes pertes de substance.

Claude C..., 57 ans, cultivateur, entré à l'Antiquaille le 25 août 1873.

Le malade, qui s'était toujours bien porté jusqu'alors, contracte la syphilis à l'âge de 53 ans, en cohabitant avec sa femme légitime. Un mois après, survinrent des syphilides de la bouche et du gosier ; le malade perdit ses cheveux, mais les accidents généraux furent de très-peu d'intensité. Un an après, le malade fut atteint d'une syphilide ecthymateuse qui détermina des ulcérations profondes des deux jambes et quelques-unes sur le bras gauche. Cette poussée survint à la suite de fatigues occasionnées par les moissons.

Quatre ans après le chancre, en mai 1873, parut l'affection qui l'amène aujourd'hui à l'Antiquaille. Sur le bord radial de l'avant-bras droit, au tiers inférieur, survint un bouton qui, écorché, puis brûlé, s'ulcère. Sur le même avant-bras, près du bord cubital, parut un deuxième bouton qui suivit une marche identique. Ces deux ulcérations ne faisant que grandir, le malade entre à l'hôpital.

Aux deux points indiqués, se voient deux ulcérations profondes de plus d'un centimètre. De gros bourgeons rouges baignés de pus en constituent le fond.

Partout il semble que le fond ait entamé les couches musculaires, car l'on voit de longues traînées en forme de saillies longitudinales. Les bords sont déchiquetés et irréguliers. La main est ramenée dans l'extension forcée, les phalanges dans la flexion et les phalangines dans la demi-flexion sur les phalanges. La main est légèrement œdématiée et ne peut faire le moindre mouvement. Etat général mauvais, cet homme marque un âge bien supérieur à celui qu'il a.

Obs. XXVI (Diday et Doyon, Therapeutique des maladies vénériennes). — Syphilis galopante. — Mort.

J'ai vu mourir, littéralement couvert d'ulcères qui occupaient les deux cinquièmes de sa surface cutanée, un malheureux dont la syphilis prit la marche galopante. Il était âgé de 50 ans, et les plus fortes doses, bien tolérées cependant au début, de mercure et d'iode, ne purent ni diminuer ses souffrances, ni conjurer sa triste fin.

Obs. XXVII. — Gomme linguale à forme phagédénique. — Plusieurs récidives in situ. — Guérison. — Observations de Fournier. — In glossites tertiaires par Charrayron.

X..., âgé de 50 ans, homme d'une constitution robuste, mais quelque peu affaibli par diverses causes, vint me trouver, en 1871, pour des accidents syphilitiques tertiaires. — Les premières manifestations de la vérole que le malade a contractée, à 47 ans, n'ont rien présenté de particulier.

Actuellement (novembre 1871), il présente : 1° des lésions gommeuses, ulcérées et très-profondes, qui couvrent tout le pharynx ; 2° une gomme de la moitié gauche du voile palatin ; 3° des nécroses, des cornets et de l'ecthymoïde avec ozène ; 4° une syphilide ulcéro-croûteuse du cuir chevelu.

Le 1er août 1872, le malade revient me trouver. Il présente, à cette époque, une vaste gomme ulcérée qui occupe la moitié droite de la langue dans son tiers postérieur ; là, ulcération de la largeur d'une pièce de cinquante centimes.

En dépit du traitement, la lésion ne fait que s'accroître les trois mois suivants. La prolifération gommeuse s'étend en avant et en arrière sur la moitié droite de la langue, qui devient de plus en plus volumineuse, puis les productions nouvelles se désorganisent et s'altèrent. Une ulcération de 4 à 5 centimètres de long sur 2 de large se constitue à ce niveau ; cette ulcération mesure, en moyenne, de 4 à 8 millimètres de profondeur. En même temps la lésion, primitivement indolente, devient douloureuse. Gêne continue de l'organe. Salivation très-abondante, déglutition extrêmement pénible, endolorissement de la moitié droite de la gorge. En outre, un nodule gommeux isolé, sphérique, du volume d'un pois, se produit au-devant de la grande ulcération gommeuse ; il s'ulcère à son tour, et la plaie qui en résulte ne tarde pas à se réunir à la lésion principale.

En novembre, néanmoins, la lésion, qui a toujours progressé, a atteint son maximum ; elle est alors excessivement creuse, au point qu'une grosse datte pourrait s'y loger sans dépasser le niveau des parties voisines; de plus, elle tend à s'étendre vers les parties postérieures.

Déglutition devenue extrêmement douloureuse : salivation continue très-abondante. Insomnie, amaigrissement notable dû à l'insuffisance de l'alimentation. Pâleur, découragement.

Friction avec onguent mercuriel double, 8 grammes par jour.

Une amélioration immédiate et surprenante se produit.

21 février. Récidive datant de ces derniers jours. La lésion linguale s'est rouverte sur la cicatrice, qui est ulcérée dans la presque totalité de son étendue.

3 mars. La récidive n'a fait que s'accentuer de plus en plus, l'altération linguale s'est reconstituée sur toute son étendue. Elle est très-creuse et offre le plus mauvais aspect. Reproduction de tous les troubles antérieurs ; salivation, douleur de déglutition, insomnie, etc. En outre, depuis quelques jours, accès fébriles intermittents vespérins ; inappétence, faiblesse, découragement.

On cesse la médication spécifique. Sulfate de quinine, 1 gr. quotidiennement; irrigations nasales, gargarismes, etc.

12 mars. La fièvre a disparu ; mais l'état local s'est considérablement aggravé. D'abord une gomme nouvelle s'est produite à la partie antérieure de la langue. De plus, l'ancienne plaie s'est étendue et creusée, au point de reprendre les proportions qu'elle avait en novembre. Elle mesure 6 à 7 centimètres de long sur 2 de large, avec une profondeur variable de 10 à 12 et même à 15 millimètres.

Le 17. La cavité de la gomme linguale est énorme, on y logerait le pouce. Son fonds est absolument gangréneux. Salivation considérable; déglutition devenue presque impossible.

Etat général fort alarmant; faiblesse comparable à l'adynamie des fièvres graves; pâleur cadavérique. Pouls mou et fréquent. Le malade ne prend presque plus rien, à part quelques gorgées de bouillon de temps à autre. D'énormes doses d'iodure parviennent enfin à modifier, puis à guérir cette grave lésion.

Obs. XXVIII. — Syphilde gommeuse éparse, hydrosadénite syphiltique (Bazin).

T... (Rose), 54 ans, journalière, entrée à l'hôpital Saint-Louis e 15 septembre 1875.

Cette femme raconte qu'il y a deux ans, il lui est survenu une éruption sur tout le corps, deux mois après qu'elle avait remarqué des ulcérations aux parties génitales; cette éruption, qui s'accompagnait de maux de tête, de douleurs à la gorge, d'accès de fièvre, de courbature, fut guérie en six semaines par des pilules de protoiodure; il y a trois mois, parut à la jambe droite, puis à la jambe gauche, une éruption qui, persistant encore aujourd'hui, nécessite l'entrée de la malade à l'hôpital.

Etat actuel.— Sur presque toute la surface des deux jambes, sans aucun mode régulier de groupement, l'éruption se présente sous l'aspect de petites tumeurs arrondies, violacées, saillantes et coniques sur un point de leur surface, dont le volume varie depuis celui d'un pois jusqu'à celui d'une noisette.

Ces tumeurs occupent la couche sous-cutanée et paraissent s'être developpées aux dépens de cette couche en même temps qu'aux dépens des couches profondes du derme; presque toutes sont fluctuantes et entourées d'une atmotsphère violacée d'une largeur de 4 à 5 millimètres.

Sur la jambe droite, plusieurs de ces tumeurs sont ouvertes et laissent échapper un liquide séro-purulent; à la face externe de la jambe droite, où les tumeurs sont nombreuses, leur atmosphère violacée se confond, et il en résulte une vaste plaque violacée, saillante, parsemée d'ulcérations.

On sent du gonflement à la face interne des tibias.

La malade a perdu l'œil gauche, il y a un an environ, par suite d'une iritis syphilitique.

Surdité de l'oreille droite depuis trois mois; douleurs sourdes de la région frontale, avec exacerbations nocturnes.

Au bout d'un mois et demi de traitement, les ulcères sont cicatrisées, les petites tumeurs resorbées et remplacées par des macules cuivrées. Exeat.

Nous redirons, à propos de l'étude que nous allons faire, ce que nous avons dit quand nous parlions de la période secondaire. Nous n'avons pas pu, à l'occasion de chaque symptôme, grouper ensemble toutes les observations qui s'y rapportent. Ne voulant pas les présenter toutes ensemble, il a fallu, pour pouvoir les répartir dans toutes les parties de notre travail, les classifier d'après le fait prédominant qu'elles mentionnent.

A propos de chaque symptôme étudié en particulier, il est nécessaire de revenir sur celles qui ont déjà figuré.

N'est-ce pas, en effet, une syphilis maligne que celle qui est décrite dans l'observation XX : rapidité du début, profondeur des lésions, rien n'y manque ; un an après le chancre, sur les jambes, les cuisses, le dos et la poitrine, apparaissent d'énormes gommes, dont on ne peut juger que par les cicatrices qu'elles laissèrent, et qu'on nous dépeint ainsi : « effroyables, découpées à l'emporte-pièce, et comprenant la peau dans toute son étendue. »

Quant aux phénomènes généraux, ils ne sont pas seulement marqués par la perte de l'appétit, un amaigrissement notable, mais encore par de la céphalée et une analgésie absolue sur les bras, les mains et les seins, phénomènes semblables à ceux qu'on observerait chez une femme profondément chlorotique.

Maligne encore est la vérole relatée par l'observation XXI. Nous devons remarquer, dans ces deux exemples, la confluence de l'éruption.

Ory, dont nous reproduisons au n° XXIII une observation, qualifie de maligne cet exemple de syphilis qu'il décrit ainsi : plaques de rupia sur les bras, la jambe et le nez, combien plus grave n'est pas le cas du malade (obs. XXIV) qui, un an après son chancre, fut atteint de syphilide ecthymateuse, suivie bientôt de profondes ulcérations aux deux jambes et à un bras ; le même malade, plus tard, voit revenir de nouveaux boutons d'ecthyma sur un de ses avant-bras, boutons qui s'ulcèrent et bientôt la peau et les couches musculaires superficielles furent détruites. De pareils ravages ne vont pas sans une altération de l'état général.

Aussi l'observation nous dit-elle que cet homme était profondément affaibli et marquait un âge supérieur à celui qu'il avait.

Sans être aussi profondément atteinte que les malades précédents, la femme de l'observation XXVII est bien aussi une victime de la diathèse.

Syphilide tuberculeuse occupant la surface des membres inférieurs : perte de l'œil droit par un iritis spécifique et enfin surdité de l'oreille droite. Ce n'est pas là, il nous semble, une syphilis bénigne.

C'est l'énorme surface qu'occupent les lésions, les douleurs qu'elles causent au malade, la privation absolue de repos, et enfin le chagrin et les remords causés à la malheureuse victime par un mal qu'il se reproche à chaque instant, qui contribuent à donner à la syphilis cette forme cachectique.

Parfois même la maladie ne se borne pas à cet anéantissement des forces, elle peut arriver à amener la mort par la seule étendue des lésions, ainsi que nous le montre la courte observation due à Diday (obs. XXV).

Mais, quand, au lieu de siéger sur le tégument extrême, les manifestations tertiaires se font sur un organe important, tel que le foie (obs XXII), la situation est encore bien plus grave : à la cachexie générale s'ajoute une maladie qui évolue comme une affection aiguë de cause quelconque, dans un organisme débilité, incapable de résistance, et la mort arrive par le mécanisme ordinaire dans les maladies de foie.

Sans attaquer des organes aussi profonds, les lésions tertiaires peuvent encore emprunter à leur siége un caractère de gravité particulière, lorsqu'elles se font sur la langue ou au voile du palais. L'observation XXVI en est un bel exemple. Nous voyons des gommes profondément ulcérées et ayant creusé une cavité telle que le pouce pouvait s'y loger, entraver la nutrition, à tel point que l'alimentation devient presque impossible.

Le malade, miné par la diathèse et ne pouvant réparer les pertes incessantes qu'elle lui fait subir, ne tarde pas à tomber dans un état presque désespéré ; il pâlit, perd ses forces, puis s'amaigrit, enfin la fièvre s'allume et prend le caractère des fièvres de suppuration. Au bout de quelques jours, il survient un état de faiblesse comparable à l'état d'adynamie des fièvres graves ; la pâleur est cadavérique, le pouls est mou et fréquent ; qui songerait à s'en étonner, quand on voit que l'alimentation est réduite à quelques gorgées de bouillon?

Nous noterons, à ce propos, un nouveau symptôme. Les lésions tertiaires chez les gens âgés, outre qu'elles sont plus graves, guérissent parfois difficilement; elles sont rebelles au traitement et récidivent fréquemment.

Chez la malade de l'observation XIX, après que des gommes, occupant presque tout le tégument, se furent cicatrisées, il persistait, sur la malléole externe, une perte de substance ulcéreuse, à bords calleux, à fond déprimé et suppurant.

Obs. XX. C'est une éruption pustulo-crustacée, à éléments confluents qui dure depuis deux ans.

Obs. XXIV. Quatre ans après une syphilide maligne, éruption de bouton d'ecthyma.

Nous retrouverons plus tard ce caractère de persistance, quand nous nous occuperons des lésions syphilitiques du système nerveux. Mais nous croyons qu'il demeure acquis que la syphilis, s'exerçant sur des individus débilités par l'âge, donne lieu à des manifestations précoces, graves, entraînant souvent la cachexie, rebelles au traitement et capables de récidiver facilement.

Caractères particuliers de la syphilis du système nerveux chez les gens âgés. — Après tout ce que nous venons de dire, il doit paraître superflu d'expliquer en quoi la débilitation liée à l'âge avancé peut entrer dans l'étiologie de la syphilis viscérale. Mais aucune occasion ne nous paraît plus favorable pour mettre en relief ce rôle étiologique. Nous ne comptons pas moins de dix individus ayant eu à subir les atteintes plus ou moins marquées de la syphilis cérébrale. Dans tous les cas, nous devons le dire, la gravité et la persistance des lésions n'ont pas laissé que d'inspirer les plus grandes inquiétudes.

Nous savons bien, depuis les belles recherches de Jacks, de Van Buren et Keyes, et surtout Huglinghs Jackson, combien est fréquent le syphilôme du myélencéphale. Tout porte à croire que les observations ultérieures nous le feront voir peut-être plus fréquent encore; c'est à la syphilis que l'on doit une grande partie de ces infirmes, de ces invalides de l'intelligence et du mouvement, suivant la juste expression de Buzzard. Frappés dans les couches corticales, siége probable des fonctions noiéticokinétiques, il est rare qu'ils succombent rapidement; mais trop souvent, après quelques récidives plus ou moins combattues par les spécifiques, c'est à une incurabilité absolue qu'ils aboutissent.

Quelques auteurs ont émis l'opinion que la syphilis pouvait donner lieu à la folie, à une folie chronique que rien ne permettrait de distinguer de la folie vraie. D'autres ont cité des faits de paralysie générale, amendée sous l'influence du mercure. Ce n'est point ici le cas de discuter le bien fondé de pareilles observations, mais nous tenons à dire, en passant, combien l'opinion de ces auteurs nous paraît vraisemblable, et combien probants leurs arguments. Voici les cas de syphilis cérébrale apparaissant chez des gens nous ont parus remarquables.

Obs. XXIX. — Epilepsie syphlitique.
(Diday, Gazette médicale de Lyon.)

Il s'agit d'un homme âgé de 52 ans qui, depuis quelque temps, avait des accès d'épilepsie. En même temps, l'intelligence était devenue paresseuse, la mémoire avait diminué, et une céphalalgie persistante tourmentait le malade. Interrogé pour savoir s'il n'avait jamais eu d'affection syphilitique, et le malade répondit, que trois mois auparavant il avait eu un ulcère à la verge. En effet, on trouve à la place qu'avait occupé cet ulcère, une cicatrice encore dure, mais il n'y avait pas trace d'adénopathie inguinale. Malgré l'absence de cette adénopathie, Diday conclut que le malade était atteint de syphilis depuis trois mois environ, et il se demanda alors si l'épilepsie n'était pas un effet de la diathèse. On mit le malade à l'iodure de potassium, et sous l'influence de cette médication, il recouvra toute son intelligence, la mémoire reprit sa vivacité et après deux mois de traitement les accès d'épilepsie ne reparurent plus.

Obs. XXX (Mauriac. Annales de dermatologie, 1870).
Affection syphilitique des centres nerveux.

En juillet 1867, M..., âgé de 52 ans, contracta deux chancres infectants; il fut traité pendant trois semaines au Midi et sortit guéri de ses chancres.

Le 28 octobre 1867 (3e mois de la syphilis), il fut pris, en travaillant, d'une attaque et tomba sans connaissance. Transporté à Beaujon, il eut une attaque convulsive occupant principalement le côté droit; au bout de deux mois, il sortit conservant de la faiblesse dans tout le côté droit. La parésie du côté droit était stationnaire, quand dix-sept mois après sa première attaque, le malade en eut une deuxième avec perte de connaissance. On le transporta à l'Hôtel-Dieu, où on constata outre une hémiplégie droite très-incomplète, une éruption papuleuse qui se renouvela depuis par poussées successives et presque sans interruption.

Le malade resta sept mois à l'Hôtel-Dieu, la paralysie avait augmenté rapidement, la mémoire s'était perdue et les facultés mentales étant gravement atteintes, il fut envoyé à Bicêtre en février 1869 (19e mois de la syphilis).

Après un séjour dont la durée n'est pas déterminée, les facultés mentales étant revenues, le malade peut quitter Bicêtre.

Depuis sa deuxième attaque, il n'en a pas eu d'autres, mais il a eu plusieurs éruptions syphilitiques qui le ramenèrent chaque fois à l'hôpital. En 1874, on l'y voyait encore avec le corps couvert des cicatrices de syphilides anciennes, et des lésions en pleine activité, ecthyma, rupia, groupes de syphilides papulo-crustacée.

Le membre supérieur droit était à moitié paralysé, et l'avant-bras constamment ramené dans la position demi-fléchie par une sorte de contracture du biceps qui atteignait aussi les fléchisseurs et les extenseurs.

Le membre inférieur droit était privé d'une partie de sa motilité. L'état des parties paralysées resta stationnaire. Les syphilides récidivèrent constamment, malgré le traitement le plus rationnel, et en mai 1875, c'est-à-dire la huitième année de sa syphilis, le malade mourut, profondément cachectique. A l'*autopsie* on ne trouva rien, ni dans le cerveau, ni sur les parois crâniennes, seul le foie était manifestement sclérosé.

Obs. XXXI (Van Buren et Keyes. — La syphilis du système nerveux. Journal de médecine de New-York, novembre 1870).

Le malade qui fait le sujet de cette observation contracta l'ulcère primitif en février 1856. Il était âgé de 49 ans. Un mois après, il fut pris de douleurs rhumatismales ne s'aggravant pas la nuit, et dans le courant du second mois, d'une paralysie qui envahit tout le côté droit de la face. En même temps, parut de la céphalie, des vertiges, sans diminution des facultés intellectuelles.

Peu après, apparut une éruption papuleuse généralisée, avec induration des ganglions inguinaux épitrochléens et cervicaux postérieurs. Dix grains d'iodure de potassium par jour dissipèrent rapidement la paralysie, qui ne reparut pas plus que les symptômes nerveux. Le malade a été perdu de vue.

Obs. XXXII (*Eodem loco.*) — Hémiplégie syphilitique.

Il s'agit d'un malade âgé de 61 ans qui contracta, en janvier 1860, un chancre infectant, que vint bientôt compliquer un iritis et une éruption qu'on traita par le mercure, puis par l'iodure de potassium.

Malgré cette médication, il survint cependant une éruption ecthymateuse, et dix mois après, une attaque d'hémiplégie droite, qui survint la nuit, sans que le malade perdît connaissance. L'esprit avait conservé toute sa lucidité, bien que la parole fût embarrassée.

Pendant les six semaines qui précédèrent l'attaque, le malade souffrit de douleurs de tête très-pénibles, principalement pendant la nuit.

Le soir même de l'attaque, le malade sentit que son bras droit devenait plus faible et que sa parole s'embarrassait.

Mais l'hémiplégie ne se développa complètement que les jours suivants. Il y avait de la mydriase du côté droit, la langue était déviée et pendait du même côté.

Le malade fut aussitôt purgé, saigné, et on lui appliqua des sangsues à la nuque. Quand je vis le malade, trois jours après l'attaque (novembre 1866), je fis administrer l'iodure, à la dose de 5 grains. Il y eut une amélioration qui ne se maintint que quelques jours.

Le malade mourut au bout d'un certain temps. L'autopsie ne fut pas accordée.

Obs. XXXIII. — Hemiplégie syphilitique, guérison par les spécifiques, affections nerveuses syphilitiques, par Zambaco.

X..., à 52 ans, contracta un chancre induré. Au bout de quelques mois, survint une éruption pustuleuse qui céda à un traitement mercuriel. Cinq ans après, à la face palmaire de l'avant-bras droit, syphilide profonde, tuberculeuse, qui laissa des cicatrices très-difformes de la peau. L'année suivante, iritis gauche, douleurs de tête violentes, tantôt diurnes, tantôt nocturnes, et siégeant surtout à gauche. Testicules syphilitiques. Le droit a éprouvé en grande partie la dégénérescence fibreuse; à gauche, la glande séminale est saine, mais le corps d'hygmore est gonflé. Au bout de huit ans, M. X... éprouva une lourdeur de tête et des vertiges occasionnant souvent des vomissements. Un matin, il s'est senti chanceler; les jours suivants, tous ces prodrômes augmentèrent progressivement, puis il est survenu une faiblesse croissante dans le bras et la jambe du côté gauche, avec paralysie faciale du même côté et embarras de la parole. Cependant M. X... n'a jamais eu d'attaque avec ou sans perte de connaissance, l'intelligence s'est conservée dans toute sa netteté. Malgré tous les moyens mis en œuvre, l'hémiplégie, ne fit que se prononcer d'avantage.

Au bout de trois mois, le malade se trouvait dans l'état suivant: Déviation des traits de la face, la commissure est abaissée, la narine affaissée, l'œil ne se ferme qu'avec quelque difficulté. La main gauche serre très-faiblement, impossibilité de la porter activement sur la tête, pas de contracture. Le pied traîne pendant la marche. Souvent fourmillements, soit dans le membre thoracique, soit dans le membre pelvien du côté gauche. Sensibilité de toute nature conservée; jamais de mouvements convulsifs. La parole est embarrassée, mais compréhensible; difficulté pour aller à la garde-robe, miction normale, douleurs de tête, intenses par moments, mais indistinctement le jour ou la nuit, elles siégent à la région pariétale droite. A raison des antécédents du malade, du début de son hémiplégie, Louis, Andral et Ricord diagnostiquèrent une lésion syphilitique de l'encéphale, sans pouvoir préciser d'avantage l'affection.

X... fut soumis au traitement mixte, sous l'influence duquel son état s'améliora rapidement.

7 semaines après, la guérison était presque complète.

Obs. XXIV (Zambaco). — Chancres à 53 ans; 4 ans après, gommes, ecthyma, paraplégie, guérison par les spécifiques; rechute, nouvelle guérison par le même traitement.

M. V..., âgé de 53 ans, d'une santé primitivement robuste, mais, depuis plusieurs années, altérée par des excès de tout genre, contracta, en 1838, des chancres de la verge, pour lesquels il subit un traitement mercuriel; plus tard, pendant un long voyage, il éprouva une constipation opiniâtre, de l'engourdissement dans les lombes, puis des douleurs et de la pesanteur de tête. A la suite de ces symptômes, se manifesta une paralysie faciale droite, qui augmenta insensiblement; la parole était devenue embarrassée, les facultés intellectuelles restaient intactes. Après quelques bains de Wiesbaden, la paralysie disparut progressivement, et la parole revint tout à fait, mais l'engourdissement de la région lombaire augmenta et s'étendit à la région hypogastrique du côté droit, puis à gauche, en même temps qu'elle envahissait les jambes et les pieds; douleurs vives dans les membres inférieurs, le malade les compare à celles des brûlures. A la même époque, il est survenu une constipation opiniâtre avec rétention et, bientôt après, incontinence d'urine. La progression devint difficile; les membres inférieurs étaient agités de mouvements involontaires et de tremblements.

Tous ces symptômes ont suivi une marche extrêmement lente. Le malade éprouvait une amélioration progressive, à laquelle succédait bientôt une nouvelle recrudescence dans la maladie. Après une série d'oscillations, M. V... se trouve dans un état voisin de la santé.

Quatre ans après, récidive des accidents syphilitiques et en même temps de la paraplégie. Voici, à cette époque, quel était l'état du malade : constitution générale détériorée, maigreur, faiblesse très-prononcée; tubercules ulcérés de la face, des poignets, du voile du palais et de la luette; pustules d'ecthyma aux deux jambes; facultés intellectuelles intactes, pouls lent, inappétence, constipation opiniâtre, impuissance des organes génitaux, sensibilité douloureuse dans les lombes et à l'hypogastre, mouvements involontaires des membres inférieurs, progression très-difficile, sensibilité tactile affaiblie et abaissement de la température dans les membres malades, qui sont, de temps à autre, le siége de fourmillements spontanés douloureux.

Un traitement mixte fut institué. Après trois mois de durée, il amena une modification notable dans la paraplégie et dans toutes les autres manifestations diathésiques concomitantes. Mais, l'année suivante, X... eut une rechute caractérisée par les mêmes phénomènes paraplégiques. Le même traitement fut institué et amena les mêmes résultats.

Au bout de quatre mois, X... put marcher en s'aidant d'une canne, alors qu'auparavant il était condamné à une immobilité absolue. Plus de constipation, l'excrétion urinaire se faisait bien, cependant la plante des pieds éprouvait encore une sensation d'épaisseur insolite lorsqu'elle touchait le sol.

Obs. XXXV (Zambaco). — Paraplégie, céphalées nocturnes intenses, assoupissement invincible, troubles de l'intelligence.

X... à 50 ans, contracte un chancre induré. Au bout de trois semaines, plaques muqueuses à la bouche, ulcérations à la verge, éruption croûteuse généralisée; en même temps, maux de tête nocturnes très-pénibles.

Deux mois après le début du chancre, d'une manière brusque, sans maux de tête préalables, X... est pris d'un assoupissement invincible, puis, au bout de quelques jours, il survint des douleurs de tête nocturnes intenses, avec insomnie presque complète. X... n'a eu ni perte de connaissance, ni paralysie, ni convulsions.

Au bout de quatre mois, c'est-à-dire six mois après le début du chancre, le malade entre dans une maison de santé. Depuis six semaines, il est en proie à des céphalées nocturnes intenses que rien n'a pu soulager ; l'insomnie est opiniâtre. La vue est un peu troublée, le travail intellectuel difficile. La mémoire ne paraît pas altérée. En outre, le malade éprouve un affaiblissement notable dans la motilité des membres pelviens ; la jambe gauche est traînante, la marche est difficile, sensibilité partout conservée.

Deux mois de traitement par l'iodure de potassium firent disparaître tous les accidents.

Obs. XXXVI (Lagneau. — Maladies syphilitiques du système nerveux, attaques apoplectiques).

Un vieillard, âgé de 66 ans, avait éprouvé, quinze ans avant, des chancres et des bubons, des pustules, puis des ulcères au gosier, plus tard, une ophthalmie profonde et des douleurs dans les coudes, aux jambes, au crâne, sévissant la nuit et accompagnées d'engorgement du périoste. Quelques frictions mercurielles, quelques grains de sublimé produisirent d'heureux effets.

Lorsque le malade arriva à Montpellier, il avait éprouvé, deux mois auparavant, des maux de tête atroces et, la veille de son départ, une attaque d'apoplexie qui avait laissé un embarras léger de la parole, une déviation des traits de la face et des vertiges continuels. L'ophthalmie, les douleurs de tête subsistaient; il y avait, en outre, des pustules fort étendues sur les avant-bras et le front, et des ulcérations au voile du palais. Sous l'influence d'un traitement mercuriel, les douleurs de tête et des membres se dissipèrent, et les ulcérations se cicatrisèrent. Le malade avait recouvré la faculté de marcher avec assurance et de s'exprimer sans bredouillement. Suspension du traitement ; au bout d'un mois, reproduction de tous les symptômes, nouvel accident apoplectique. Le traitement, repris, le dissipa complètement. Abandon successif de tous les moyens conseillés. Bientôt des douleurs rhumatismales, des douleurs de tête, de nouveaux symptômes apoplectiques s'annoncèrent, et le malade succomba à un accident de ce genre. (Delpech. Chirurgie clinique de Montpellier, 1823.)

Obs. XXXVII (Lagneau. Eodem loco.) — Hémiplégie, paralysie du moteur oculaire commun, paraplégie, anesthésie.

Un boulanger âgé de 54 ans eut, il y a cinq ans, un chancre qui dura deux mois. Ensuite, céphalées nocturnes atroces, éruption accompagnée d'aphonie, ulcérations dans l'intérieur de la gorge, le traitement mercuriel mit fin à ces accidents. Mais, quatre mois après, survint une paralysie de la jambe gauche avec affaiblissement de tout le côté correspondant, puis, au bout de quelques jours, le malade, en se réveillant, est pris de paralysie du même côté. Electricité, iodure de potassium; en peu de temps, le malade semble guéri. Cependant les accidents reparaissent sous la forme de paraplégie et d'anesthésie, anesthésie telle qu'en se faisant une fumigation, le malade se fait une brûlure grave sans en rien ressentir. Le traitement par l'iodure ramena bientôt le sentiment et le mouvement. (Lucas Championnière. Journal de médecine et chirurgie pratiques, 1851.)

Obs. XXXVIII (Lyon médical, 1869, avril). Albuminurie syphilitique.

Le docteur Gailleton présente un malade qui offre un symptôme rare dans la syphilis secondaire, car il est atteint d'albuminuriel.

J'ai vu, dit-il, ce malade en octobre 1868, il avait un ulcère datant de trois mois qui s'accompagnait d'une éruption pustulo érythémateuse syphilitique.

Quatre jours après son entrée dans le service, il apparut de l'œdème aux membres inférieurs, ainsi qu'aux parois abdominales, aux mains et à la face ; cet anasarque s'accompagnait d'une albuminerie considérable. J'instituai immédiatement un traitement mixte, en même temps, je donnai des purgatifs. Ce traitement eut un heureux résultat et, vers le 9 novembre, l'albumine disparut des urines. Cette amélioration dura jusqu'au 15 décembre, mais, ce jour-là, l'albumine se montra de nouveau. Je fis reprendre le traitement qui avait été suspendu.

Ce malade a 70 ans; la syphilis est rare à cet âge, mais elle est alors particulièrement grave. J'ai remarqué que, lorsque la vérole se développe chez un sujet qui a dépassé la soixantaine,

elle s'accompagne d'accidents graves. Cette remarque est confirmée par le fait actuel.

Nous commencerons cette étude par l'analyse du seul fait d'épilepsie syphilitique que nous ayons à enregistrer. C'est, en effet, de toutes les manifestations cérébrales de la vérole, assurément la moins grave. Ceci pourrait paraître un paradoxe, étant connu le peu d'espoir de guérison que laisse le mal comitial ordinaire, tandis qu'au contraire, l'hémorrhagie cérébrale et l'hémiplégie qui l'accompagne si souvent, peuvent facilement guérir sans laisser de traces.

Mais, quand l'épilepsie est la conséquence d'une tumeur spécifique développée dans le cerveau, il n'en est plus ainsi, et le traitement par l'iodure fait souvent justice de la tumeur et de ses symptômes.

C'est ce qui arrive dans le cas relaté par l'observation XXIX. La tumeur était petite probablement et n'avait encore donné lieu qu'à des phénomènes d'excitation, lorsqu'on en reconnut la nature. Ce qu'il y a de très-remarquable ici, c'est le début si prompt des accidents tertiaires, qui se produisent trois mois seulement après le chancre, obéissant ainsi à la règle d'évolution hâtive, que nous avons vue un si grand nombre de fois confirmée.

Notons encore ici un fait qui a son importance au double point de vue du diagnostic et de la gravité de l'affection. En même temps que les attaques d'épilepsie, apparaissent des phénomènes cérébraux persistants. L'intelligence devient paresseuse, la mémoire est diminuée; ceci n'est pas habituel dans l'épilepsie vulgaire, mais n'en constitue pas moins l'indice d'un symptôme grave, puisqu'il semble que plusieurs points du cerveau soient sous l'influence de la diathèse.

C'est encore au troisième mois de son mal qu'apparaissent les accidents cérébraux chez le malade de l'observation XXX. Mais combien ils sont plus graves et dénotent une atteinte plus profonde des éléments nerveux que chez le précédent malade.

Chez lui, tout se perd à la fois, le mouvement et l'intelligence; malgré un traitement spécifique des mieux dirigés, la lésion devient chaque jour plus profonde et le malade est envoyé à Bicêtre; il en sort ayant recouvré un semblant d'intelligence, mais c'est pour revenir à chaque instant à l'hôpital, couvert de syphilides graves, et il meurt enfin profondément cachectique.

Qui est-ce qui peut imprimer à la vérole un tel cachet de malignité, une telle opiniâtreté, si ce n'est l'âge avancé du sujet? Nous ne trouvons, en effet, dans ses antécédents aucun autre motif qui puisse être invoqué. Il a cependant fallu qu'il y ait quelque chose pour amener cet état si grave.

Ce malade, en effet, offre un exemple indéniable de folie syphilitique, et l'on sait combien cette forme est rare ; il présente, de plus, une hémiplégie qui ne veut pas guérir. A part les cas où la mort est arrivée, nous ne croyons pas que la maladie puisse amener des désastres plus complets. Mais ce qui démontre d'une façon irréfutable l'influence que l'état général a exercée sur la marche dont nous venons de voir le récit, c'est leur chronicité, puis enfin, le résultat de la nécropsie. Il arrive parfois que, dans certaines lésions tertiaires, particulièrement celles du système nerveux, toute thérapeutique est inefficace. La raison en est facile à comprendre.

Au début, quand le syphilôme interstitiel commence à se loger au sein de la névroglie qu'il écarte, les éléments propres souffrent peu, et l'iodure de potassium ou le mercure sont tout-puissants sur le néoplasme pour en produire la résolution.

Leur intervention pourra, le plus souvent, guérir complétement, ramener l'organe à l'état normal; mais, plus tard, il n'en est plus ainsi.

Sans doute la lésion spécifique est toujours constituée par une gomme, sans doute les antisyphilitiques ont conservé leur efficacité contre le produit morbide; mais, à cette époque, la gravité des lésions résulte surtout de l'irritation qui s'est produite à leur périphérie. Un processus vulgaire d'inflammation chronique a singulièrement altéré, et souvent dans une étendue considérable, le tissu cérébral qui, enflammé ou ramolli, quelquefois induré et comme tassé de façon à former une coque résistante au néoplasme, n'offre plus qu'un instrument imparfait au fonctionnement de l'encéphale. A ce moment, on a beau recourir au mercure et à l'iodure de potassium, ces deux médicaments n'auront guère plus d'action sur le mal complexe que sur tel autre lésion vulgaire.

De là vient la marche régulièrement chronique de la maladie, ses progrès lents, mais continus, et enfin l'inefficacité de tout traitement, quelle que soit la quantité d'hydrargyre administrée.

Chez notre malade, le mercure étant devenu inactif, on aurait pu s'attendre à trouver une lésion nette, bien circonscrite, une gomme enchâssée dans une coque dure et résistante ; cependant, on ne trouve rien, ni dans le cerveau, ni dans ses enveloppes, ni dans la boîte osseuse cependant, depuis sept ans, le mal n'avait pas cessé, et l'on ne saurait nier qu'il ne fût sous l'influence de la diathèse, puisqu'au début, alors que l'organisme n'était pas encore imprégné, les accidents de toute nature, contracture, hémiplégie, folie, parurent rétrocéder sous l'influence du traitement.

C'est au bout de deux mois seulement, dans l'observation XXXI, après dix mois, dans l'observation XXXII, que survint l'hémiplégie. Mais cette dernière, pour apparaître un peu tard, devint rapidement mortelle.

Nous trouvons encore un intervalle de deux mois seulement entre l'apparition du chancre et les accidents; cérébraux, dans l'observation XXXV. Ce ne sont, il est vrai, au début, que des symptômes congestifs, indiquant qu'il se fait un travail dans l'encéphale ; mais on peut bien qualifier ce fait de grave, quand on voit le malade en proie à un assoupissement invincible, souffrant de céphalées nocturnes intenses au point d'empêcher tout sommeil, et incapable de se livrer à un travail intellectuel.

Si les observations nombreuses que nous venons de citer nous prouvent avec quelle rapidité les manifestations tertiaires se font dans l'encéphale, nous trouvons, au n° 35 une preuve de la tenacité avec laquelle la vérole peut se cantonner dans un organisme vieilli. C'est au bout de quinze ans que le malade dont nous parlons éprouve ces phénomènes généraux que nous avons vus si rarement manquer, puis une attaque d'apoplexie arrive, legère, il est vrai, mais qui se reproduit par trois fois, et cela aussitôt que l'on abandonne le traitement mercuriel; il semble que le mal fasse des progrès incesants; l'iodure le mercure, ne font que ralentir sa marche sans pouvoir l'arrêter, et le malade succombe rapidement.

Ce n'est pas seulement sur le cerveau que la vérole exerce ses ravages, le système cerébro-spinal tout entier lui est soumis; nous avons, en effet, trois cas de paraplégie à citer. Mais, chose remarquable, si dans ces faits, c'est du côté de la moelle que se passent les principales manifestations, le cerveau ne reste pas indemne.

Nous remarquons, en effet, que la paraplégie est toujours annoncée par des douleurs de tête violentes, des troubles de l'intelligence, qui devient paresseuse et ne se prête plus au travail; dans un cas même il survint un assoupissement invincible.

Les troubles de la motilité que l'on observe alors se rapprochent de ceux que l'on voit dans l'ataxie, mais cependant ils en diffèrent par beaucoup de points, de façon à conserver un caractère particulier. Chose singulière, dans un de ces cas (obs. XXXIX) la mort survint trois mois après l'apparition des premiers accidents, et l'autopsie fut faite. Il semblait qu'on dût trouver des lésions bien nettes, une tumeur développée dans les tissus ostéo-fibreux, un syphilôme de la moelle; rien de tout cela : la moelle, les enveloppes, le rachis, tout était sain. Rapprochant ce fait de celui que nous avons analysé plus haut, où, à l'autopsie, on ne trouva rien qui pût expliquer ni la folie, ni l'hémiplégie syphilitiques durant depuis si longtemps, on est en droit de se demander si ce n'est pas l'âge qui est arrivé à imprimer une marche si singulière à la vérole. Comment s'étonner, du reste, de la voir envahir si rapidement les éléments nerveux? ils sont arrivés à un moment où ils sont fatigués et usés autant, sinon plus qu'aucune partie du corps. C'est à cette époque que se produisent, indépendamment de toute affection spécifique, les apoplexies, les ramollissements; souvent même alors, sans lésion appréciable, l'intelligence diminue, la motilité est moins parfaite; l'axe cérébro-spinal est donc une partie faible *locus minoris resistentiœ* et s'il survient, à ce moment, une affection capable d'atteindre tous les éléments, c'est sur ce point faible qu'elle se fixera de préférence et elle y exercera des ravages d'autant plus grands qu'elle ne rencontrera point de résistance et que les lésions produites ne pourront être réparées.

C'est, à notre avis, ce qui explique comment les manifestations cérébrales de la vérole peuvent arriver si rapidement et avoir souvent les suites que nous avons examinées quand elles se produisent chez une personne agée.

Des complications apportées par la vérole aux affections intercurrentes. — Il ne nous reste plus, pour arriver au terme de ce travail, qu'à mettre en lumière un fait, le plus grave de tous; c'est la complication redoutable que peut amener la débilitation des malades que nous étudions, le peu de résistance qu'ils offrent, non plus à la diathèse mais à tous les germes morbides qui les entourent.

Dans huit observations, nous trouvons, en effet, que les malades sont morts; c'est là un chiffre élevé, puisqu'il donne une moyenne de un mort sur cinq, le total de nos observations étant de quarante; cette moyenne ne peut être acceptée ainsi, car toutes les unités qui composent le chiffre de notre statistique n'ont pas la même valeur et ne peuvent être placées dans le même cadre.

Deux fois, en effet, la mort a été la suite d'hémiplégie syphilitique ; assurément, c'est là un fait digne d'être remarqué, mais en somme, ici, la mort n'a rien qui puisse nous étonner, elle a été la conséquence obligée de l'évolution de la gomme cérébrale; elle est arrivée chez nos malades, comme elle se serait produite à la suite d'une hémiplégie consécutive à une hémorrhagie cérébrale. C'est le même mécanisme, il y avait là une lésion locale incompatible avec la vie.

Il en est de même pour le malade qui fait l'objet de l'observation XXIII. Les lésions tertiaires se localisent dans le foie, il survient une hépatite aiguë à laquelle le malade succombe. Notons, cependant, que la diathèse avait mis le malade dans un tel état de débilitation qu'il succomba à une affection à laquelle, plus fort, il eût peut être résisté.

Que dire du malade dont nous parle Diday, qui mourut en quelques jours d'une syphilis maligne, ayant les trois cinquièmes de son tégument couvert d'ulcérations?

Ici, il y a une lésion locale assez considérable pour entrer en ligne de compte dans les causes de la mort, ce n'est pas impunément que le tégument, dans son entier, ne fonctionne plus; de plus, il y avait ulcération profonde de toutes ces parties, et les douleurs vives qu'elles devaient causer, la fièvre qui s'était allumé peuvent donner l'explication de l'état grave dans lequel tomba le malade.

La mort, qui ne tarda pas, ne survint-elle pas ici par un mécanisme analogue à celui qui fait périr les malades, dans les cas de brûlures etendues et dans certaines fièvres éruptives.

Notons, cependant encore, que le malade avait une syphilis maligne et galopante, et l'on sait l'état d'affaissement, d'anéantissement spécial que cette forme entraîne avec elle.

Voici donc quatre cas à éliminer, puisque, dans chacun, nous trouvons des lésions locales suffisantes pour expliquer la mort; ce qu'il nous faut voir maintenant, ce sont les faits dans lesquels les malades succombent à des lésions dont l'étiologie ne peut se retrouver que dans l'état de faiblesse où les a plongés l'anémie de la vérole, se greffant sur la débilitation causée par l'âge.

Obs. XXIX (Garrigue. Influence des maladies aiguës sur les diathèses. Thèse de Paris. 1870). — Syphilide tuberculeuse en groupe. Pneumonie. Mort.

Marie P., 56 ans, institutrice, entre à l'hôpital le 10 février 1870, service de M. Hardy. L'état général de cette femme est fort mauvais, elle a un aspect jaunâtre, elle est maigre et a perdu une grande partie de ses dents; elle a contracté la vérole il y a quatre ans. Venue à l'hôpital il y a six mois, elle y rentre aujourd'hui pour de gros boutons dans la tête, une syphilide tuberculeuse en groupe au front, et enfin aux jambes des plaques d'ecthyma.

Le 12. Malaise, insomnie, vomissements.

Le 14. Pneumonie du tiers inférieur du poumon gauche.

Le 19. Apparition du râle crépitant redux.

Le 20. Gêne de la respiration, qui devient sifflante. Expectoration difficile.

La dyspnée ne fait qu'augmenter les jours suivants, il y a en même temps un gonflement œdémateux de la partie antérieure du cou avec rougeur ecchymotique; difficulté pour ouvrir la bouche; par moments, symptômes d'asphyxie prochaine.

Le 24. La malade meurt dans la nuit avec la face cyanosée. A l'*autopsie*, on trouva, avec des îlots de pneumonie suppurée, les lésions pathologiques d'un œdème de la glotte; cet œdème de la glotte est passif, il est dû a la cachexie générale du sujet.

Obs. XL (Observation communiquée par M. Horand). — Chancre syphilitique. — Pneumonie intercurrente. — Mort en vingt-quatre heures.

Canova, 50 ans, tisseur, entré le 13 décembre 1876.

Chancre parcheminé du fourreau avec œdème et élongation du prépuce. Adénite bi-inguinale.

3 janvier. Circoncision après anesthésie. Tisane de salsepareille. Pansement au vin aromatique, une pilule de Dupuytren par jour.

Le 11. On est obligé de suspendre le traitement à cause d'une pneumonie. Dyspnée, point de côté, submatité, souffle tubaire, surtout marqué à la base droite.

Œgphonie légère. Albumine dans les urines, bouffissure de la face, œdème des mallioles. Mort le 12 janvier.

Obs. 41. — Syphilis, paraplégie. Mort.

R..., 53 ans, entre, à l'hôpital Cochin dans le service de M. Gosselin en juin 1857. Ce malade, qui s'est toujours bien porté, fait remonter à quatorze mois le début de la maladie syphilitique dont il offre à l'heure actuelle des manifestations secondaires incontestables.

Il eut un chancre du fourreau et deux éruptions cutanées.

Depuis six semaines, R... dit qu'il a de la difficulté à expulser ses urines, et qu'il y a deux semaines environ, il est resté trois jours et trois nuits sans uriner. A partir de ce moment-là, il lui est survenu l'incontinence qui a toujours persisté depuis. Cependant, jusqu'à cette époque, il n'a rien remarqué du côté de ses membres inférieurs.

Il y a huit jours, il a commencé à sentir de l'engourdissement dans les jambes; voulant se mettre à l'abri d'une averse, il remarqua, pour la première fois, que ses jambes étaient faibles et qu'il ne marchait plus aussi vite qu'il avait pu le faire. Depuis cette époque, l'engourdissement et la faiblesse des jambes ont augmenté à tel point que le malade n'a pu reprendre son ouvrage et qu'il ne marchait qu'en se traînant sur des béquilles.

A son entrée à l'hôpital, on constate l'existence de petites papules cuivrées. Le testicule droit est induré, sans que le malade ait eu d'orchite de ce côté. Point de céphalée, point d'alopécie. Aucune manifestation du côté de la charpente osseuse. Paraplégie incomplète, mais très-prononcée. Sensation de froid et d'engourdissement jusqu'au pli de l'aine. Le malade sent les piqûres; il peut remuer les orteils, mais il ne peut marcher sans soutien. Soubresauts convulsifs fréquents dans la jambe droite, mais sans contracture. Un peu de constipation, pas de selle involontaire. On le met à la liqueur de Van Swieten.

4 juin. Incontinence de matières fécales. 2 cautères allongés sont appliqués sur les côtés du rachis.

1er juillet. Large escharre au niveau du sacrum, frissons; le pouls s'affaiblit, la peau se refroidit. Le malade meurt, le le 6 juillet conservant jusqu'à la fin la sensibilité des membres dont la motilité était presque entièrement abolie.

A *l'autopsie*. point de tumeur développée dans les parois du rachis. Les enveloppes de la moelle sont intactes. La moelle est intacte aussi.

A ces trois observations, il conviendrait de rattacher celle nº 18, que nous avons rapportée lorsque nous nous sommes occupé des lésions syphilitiques de l'œil. Cette observation est des plus curieuses. Rappelons-la en quelques mots : Un homme âgé de 69 ans entre dans le service de M. Gosselin, pour une iritis compliquée de chloroïdo-rétinite.

On constate sous la cloison une cicatrice rougeâtre et

encore excorié; c'est là qu'était le chancre, mais il datait de deux mois et était en voie de réparation.

Quelques jours après, un érysipèle, prenant son point de départ dans la petite érosion sous-nasale, se déclara, il prit rapidement la forme typhoïde et emporta le malade en quelques jours.

Les auteurs qui ont parlé de l'érysipèle ont signalé comme cause prédisposante la débilité et la cachexie; assurément, le malade dont il s'agit remplissait au moins une de ces conditions : il avait 69 ans, de plus, sa vérole devait encore l'avoir affaibli. A la vérité aussi, l'époque où ce vieillard mourut pourrait être aussi invoquée; c'était en fin février, et M. Gosselin professe comme un point de doctrine que c'est au mois de mars et dans les époques voisines que l'érysipèle fait le plus de ravages; mais il faut quelque chose encore.

C'est ordinairement à la suite des plaies vives que l'érysipèle se montre; c'est quand lymphatiques et vaisseaux sanguins se trouvent largement ouverts dans une solution de continuité, surtout lorsque celle-ci est due au bistouri, que se trouvent remplies les conditions les meilleures pour que cette complication se montre. M. Verneuil admet même que l'étiologie habituelle de l'érysipèle se trouve quand les vaisseaux ouverts sont en contact avec un pus déjà formé. Ici, nous ne trouvons réunies aucune de ces complications; il n'y a pas de pus, la plaie est nulle ou à peu près, puisque c'est un tissu de cicatrice nouvellement formé, solide, épais, comprimant les vaisseaux du voisinage, seul, un point est excorié, et c'est ce point qui sert de porte d'entrée au virus; il fallait que ce malade fût en singulier état de réceptivité pour être ainsi atteint, mais il fallait que sa résistance fût faible pour qu'il succombât aussi rapidement.

Assurément l'érysipèle est une grave complication, mais c'est surtout quand il se déclare après les grands traumatismes, ou bien quand il part d'une plaie à large surface. Rien de semblable chez notre malade, son érysipèle mériterait plutôt le nom de « médical », tant il est analogue à ceux qui ont si fréquemment pour origine ces eczémas chroniques développés au voisinage de l'oreille externe.

Or, dans ces cas, l'érysipèle est moins grave, la guérison est même l'ordinaire; chez notre malade, au contraire, il prend la forme typhoïde et devient mortel en quelques jours.

La raison de cette terminaison funeste se trouve, il nous semble, dans l'état de faiblesse où l'âge et la maladie avaient jeté le malade, faiblesse qui n'était pas apparente quand il entra à l'hôpital et que, pour ce motif il conviendrait mieux d'appeler défaut de réaction.

Cette condition particulière nous apparaît encore mieux dans les deux observations XXXVIII et XXXIX. Les deux malades dont il s'agit furent atteints de pneumonie, mais dans des conditions différentes, qui nous forcent à les étudier séparément.

En effet, dans l'observation XXXVIII, nous voyons une femme, depuis quatre ans en puissance de vérole, pâle, amaigrie, cachectique, qui, deux jours après son entrée à l'hôpital, prend une pneumonie. Mais d'après l'examen des dates, on peut supposer que cette phlegmasie a été contractée au dehors, dans des conditions que nous ignorons; la malade aura eu froid, sans doute, mais, au milieu de toutes ses misères, la période prodromique ne l'aura pas frappée. La pneumonie évolue et tend à la résolution, puisque nous voyons que, six jours après, le râle redux s'entendait, c'est à ce moment que se montre le symptôme d'une maladie qui devait être rapidement mortelle. La respiration devient sifflante, la région antérieure du cou prend une teinte ecchymotique, la mort arrive, et l'on trouve, à l'autopsie, les traces d'un œdème de la glotte.

C'est dans l'état du sang que se trouvait la cause de cette infiltration séreuse ; le sang avait perdu ses qualités plastiques, et sa partie séreuse transsudait à travers les parois des vaisseaux ; cette rougeur ecchymotique que l'on remarqua sur le cou ne montrerait-elle pas qu'avec le sérum transsudaient aussi quelques hématies, phénomène analogue à celui du purpura dont nous avons noté deux cas en parlant de la cachexie syphilitique survenue chez des gens âgés? C'est la vérole qui, ajoutant ses effets à ceux de l'âge, a pu arriver à faire perdre ainsi au sang ses qualités plastiques et a pu déterminer ainsi cet œdème, véritable œdème de misère.

Plus curieux encore est le cas du malade de l'observation XXXIX. C'est dans les salles de l'hôpital que celui-ci contracta sa pneumonie ; assurément, l'influence du froid pourrait être invoquée; le malade a dû aller dans une cour.

Mais, fait-on ainsi une pneumonie, même pour s'être exposé un instant au froid? Assurément non, il faut pour cela être en état d'opportunité morbide, état que crée la susceptibilité du poumon, mais surtout la faiblesse du malade ou plutôt ces deux états combinés.

Un homme est faible, sa constitution se trouve minée

par une cause quelconque, chagrin, fatigue, souffrance, maladie antérieure, il prend froid; ce qui chez un autre ne serait qu'une impression désagréable, devient pour lui la cause d'une maladie qui est ainsi l'aboutissant de son défaut de réaction. Ce sera une pneumonie, si le poumon chez lui est délicat, un rhumatisme, s'il est diathésique, une névralgie, etc.

C'est ce qui est arrivé chez notre homme, la vérole et peut-être aussi le chagrin l'avaient réduit à cet état de faiblesse où les causes les plus faibles en apparence deviennent alors majeures, il fait une pneumonie. Mais, ce qui nous montre combien le manque de forces était absolu, c'est que la pneumonie le foudroie, en vingt-quatre heures il est mort, alors que l'exsudat fibrineux n'avait pas encore rendu le poumon imperméable à l'air; du reste, un seul poumon était pris. Ce qui nous montre le grand rôle joué par l'état dyscrasique du sang, c'est la présence de l'albumine dans les urines et l'œdème de la face et des malléoles. Ce fait est-il fréquent dans la pneumonie? Est-ce aux seuls progrès de la paraplégie, ou plutôt à une myélite aiguë que succombe le vieux jardinier dont l'histoire nous est racontée dans l'observation XL?

L'autopsie nous répond en nous disant qu'on ne trouvait aucue tumeur développée dans les parois du rachis, que les enveloppes de la moelle, et la moelle elle-même étaient intactes. Et cependant voilà un malade qui succombe six jours après son premier frisson.

Ces escharres qui se font au sacrum, signifient-elles troubles trophiques des nerfs? Se passe-t-il là le phénomène que nous voyons souvent survenir dans l'ataxie? Mais la moelle est intacte.

Nous croyons plutôt que le malade a succombé à une affection typhoïde, à une fièvre adynamique, et que pour nous servir d'une expression du professeur Péter, il a été *typhisé* par la débilitation qu'avait engendrée la vérole. On sait, du reste, combien le surmènement, les fatigues de toutes sortes donnent facilement le caractère adynamique aux pyrexies. Serait-ce pousser trop loin l'analogie que de comparer la débilitation causée par la fatigue à celle amenée par la vérole? nous ne le croyons pas.

Nous conclurons en disant que, chez les gens âgés, la vérole peut arriver à produire un état de faiblesse capable d'amener des états morbides graves, capable encore de compliquer ceux existant déjà par le fait d'une affection intercurrente et ainsi de causer quelquefois la mort.

Sans vouloir à propos du traitement chercher à résoudre ici des questions de doctrine, ni prendre parti dans la querelle des mercurialistes et des antimercurialistes, à cause des conditions particulières dans lesquelles se trouvent les malades étudiés ici, il convient de se demander si on doit traiter la vérole d'un homme âgé comme celle d'un adulte de 20 ans, fort et vigoureux.

Il est clair que nous ne parlons que du traitement à instituer contre les accidents primitifs et secondaires, car dans la période tertiaire il n'y a plus à hésiter, il faut aller au plus pressé et parer au danger immédiat; ce n'est pas le cas de se demander si le mercure amène oui ou non l'hypoglobulie, l'anémie, et si Keyes a raison contre Wilboutchewich ou réciproquement ; ne pas donner les spécifiques à ce moment serait exposer le malade aux plus graves dangers.

Mais, au début de l'affection, lorsque la diathèse ne se manifeste encore que par un chancre, accompagnée d'une roséole discrète, que le malade n'a ni fièvre, ni céphalée et que tout paraît devoir se passer le mieux du monde, que faut-il faire? Le mercure n'est pas, en effet, de ces médicaments indifférents, que l'on peut donner sans crainte de jamais nuire, c'est pour ce motif que nombre d'auteurs ont cherché à voir si on ne pouvait s'en passer dans le traitement de la vérole; il n'est contesté par personne que les préparations mercurielles, qui pénètrent dans l'intestin, n'exercent sur la muqueuse une action directe.

Le sublimé, chez beaucoup de sujets, provoque des douleurs à l'épigastre, douleurs qui parfois coïncident avec de la dyspepsie, de l'anorexie et de la diarrhée, ce qui peut abaisser les forces des malades.

Il y a encore des obscurités dans la question de l'influence du mercure sur l'état général. De ses observations, observations faites sur le sang des syphilitiques en traitement, Wilboutchewich conclut que le mercure combattait et arrêtait d'abord l'hypoglobulie causée par la vérole, mais que cette anémie ne tardait pas à se reproduire et qu'elle était, cette fois, l'effet de l'usage du médicament.

Keyes, qui a refait les mêmes expériences, conclut différemment; pour lui, c'est le mercure pris en excès qui diminue les globules rouges, surtout chez les malades d'hôpital. A petites doses, même longtemps continuées il augmente le nombre des globules, agit comme tonique et augmente le poids du corps, même chez les sujets vierges de syphilis.

Hufeland, autrefois, et, plus près de nous, MM. Basset, Liégois, Martin Damourette, ont constaté une augmentation du poids du corps, coïncidant avec l'usage du mercure. Bien plus, Liégois et Clerc ont considéré le sublimé comme un reconstiuant des plus puissants.

Cependant, en regard de cette opinion ainsi formulée, il faut bien mettre ce que démontrent l'observation clinique. On observe, au bout d'un certain temps, chez les malades soumis à l'action du mercure, un ensemble de symptômes analogues à ceux de la chlorose.

Les malades éprouvent généralement une sensation vague de malaise, ils poussent fréquemment de profonds soupirs; leur respiration est accélérée et un peu génée, sans qu'il y ait sensation de dyspnée; quelques-uns ont un léger degré d'oppression épigastrique ou de constriction thoracique, leur appétit est inégal et capricieux; ils digèrent péniblement, et parfois ils vomissent leurs aliments, ou ils ont de la diarrhée; pâles et languisants, ils se fatiguent facilement et sont épuisés par le moindre effort. Dans ces cironstances, on peut constater l'irrégularité et l'affaiblissement des fonctions cardiaques. Ces accidents sont généralement d'une longue durée, et on les voit persister pendant des mois après la cessation de cures prolongés et s'atténuant graduellement. Parfois même, il survient de la diarrhée, et l'on est obligé de suspendre le traitement (Hallopeau. *Du mercure*, thèse d'agrégation). Si maintenant on vient à donner des doses plus considérables, la nature des accidents à redouter change. A haute dose, l'action destructive du mercure sur les hématies n'est pas douteuse, tout le monde le reconnaît; l'hypoglobulie augmente progressivement, à mesure que le médicament est continué. On sait de plus combien facilement le stomatite et la salivation se produisent, chez certains malades.

Or, chez les gens avancés en âge, il faut craindre de voir se produire ces accidents de la bouche et de l'intestin plus vite que chez les adultes, car leurs gencives et leur intestin se trouvant d'une façon permanente en état de congestion passive, l'irritation pathogénique aura besoin d'être moins grande pour aboutir à l'inflammation : *ubi fluxus, ibi afluxus.*

De plus, la diarrhée et la salivation, outre qu'elles pourront être plus fréquentes, seront plus préjudiciables à nos malades, en raison de l'état de faiblesse naturelle où ils se trouvent.

Malgré tous les inconvénients que nous venons d'énumérer, comme la vérole peut être grave chez les gens âgés, il faut leur donner du mercure sans hésiter, non pas seulement contre les accidents de la première période, mais aussi et surtout en prévision de ce qui peut arriver plus tard. Il faut, comme le dit M. Fournier, atténuer la diathèse dans le présent pour sauvegarder l'avenir.

Les troubles digestifs, quand on donne le mercure aux gens âgés, sont cependant plus rares qu'on ne pourrait le craindre en théorie.

Nous avons en main le résumé des observations de tous les malades entrés à l'Antiquaille dans le service de

M. Horand pour des syphilis contractées à partir de 50 ans, et dans toutes, nous trouvons que le traitement mercuriel a été institué dès le début, que la syphilis ait été grave ou bénigne, sans que jamais il y ait eu d'accident.

A la vérité, le traitement n'a jamais dépassé quarante jours en moyenne, et la dose d'hydrargyre était faible, puisque, dans la majorité des cas, il n'a été donné que 1 centigramme associé à de l'opium.

Cependant, chez un de ces malades, auquel on avait donné deux pilules semblables, il survint un embarras gastrique, et l'on dut interrompre le traitement

Mais, dans une note due à l'obligeance de M. Horand, nous trouvons qu'en même temps qu'ils prenaient du mercure, les malades étaient soumis à un traitement tonique. On leur donnait à tous, par jour, 300 grammes de vin de Bordeaux; ils avaient, en outre, le régime le plus substantiel qu'on pouvait leur procurer, lequel comportait encore une certaine ration de vin.

C'est là une chose sur laquelle il faut insister. A ces malades débilités par l'âge, en proie à une affection qui les anémie, et auxquels on est dans l'obligation de donner un traitement mercuriel qui n'est pas fait pour diminuer cette hypoglobulie, il faut fournir les moyens de lutter contre toutes ces causes de déperdition de forces; c'est par les toniques qu'on y arrivera. Le vin, la bonne nourriture, le fer, le quinquina, l'alcool; dans les cas graves, deviennent l'accompagnement obligé de la thérapeutique puis, quand les accidents auront disparu, recommander aux malades une hygiène sévère.

Nous savons, en effet, qu'une des causes qui contribuent le plus à donner à la vérole une gravité spéciale et, en tout cas, à perpétuer ses manifestations, c'est les excès de tous genres auxquels se livrent certains malades. Chez un individu qui mène une existence régulière, travaillant le jour et dormant la nuit, qui se nourrit convenablement, à moins de cas spéciaux, la vérole se passe généralement bien et n'est qu'un accident.

A voir nombre de gens gros et gras, en état de santé florissante, on est fort étonné d'apprendre qu'ils sont en puissance de diathèse et à ne considérer qu'eux, on serait tenté de croire que la vérole n'est qu'une affection insignifiante. Mais cette opinion change bien vite, lorsqu'on rencontre dans les hôpitaux ces délabrements épouvantables, causés par des tumeurs spécifiques ulcérées; il est rare que ces malheureuses victimes ne soient pas des gens débilités par une cause quelconque. Tantôt c'est la misère, tantôt une existence désordonnée, tantôt l'alcoolisme avec sa conséquence obligée, l'anorexie; mais toutes ces causes, si dissemblables en apparence aboutissent par des routes variées à un résultat unique, que Bouchardat a nommé la misère physiologique.

L'individu arrive à ce point où il n'a plus que juste assez de forces pour soutenir son existence : il vit, et c'est tout, et il ne peut plus faire les frais de la réparation incessante que demande la vérole qui le mine, c'est alors que, n'étant plus arrêtée par rien, on la voit faire des progrès rapides, envahir tous les tissus et aboutir à des destructions irréparables.

Or, à moins que toutes les causes de débilitation que nous avons énumérées n'aient amené leur victime à un état de délabrement absolu, ne l'aient rendu cachectique, il est rare qu'en le plaçant dans un milieu autre que celui où il vivait, en le soustrayant au froid et à la faim, en lui donnant une vie calme, ou en l'empêchant de s'alcooliser, on ne puisse arriver à remonter un individu jeune et qui a encore du ressort; mais il n'en sera plus de même pour un vieillard, rien ne pourra lui enlever un jour, il est faible par le fait de son âge, l'art ne peut rien là contre, et quoi qu'on fasse, une des causes les plus actives de sa faiblesse subsistera toujours. Celui-là donc qui, arrivé à certain âge, aura à résister à la vieillesse et à la vérole devra se montrer particulièrement sévère pour son hygiène : c'est pour lui une question de vie ou de mort.

Nous ne terminerons pas sans parler d'un mode d'administrer le mercure, qui nous paraît particulièrement recommandable dans le traitement de la syphilis des gens âgés : c'est l'emploi des injections sous-cutanées de sublimé. Nous n'avons malheureusement aucune observation nouvelle à apporter, l'usage de ces injections n'est pas répandu, on comprend facilement pourquoi ; cependant, dans le cas présent, de quelle utilité ne seraient-elles pas? Avec l'usage de ces injections, se trouve remplie une des plus urgentes indications, on évite presque toujours les troubles digestifs, chose essentielle ; mais là, ne s'arrêtent pas les avantages de la méthode. La durée du traitement est moins longue, la salivation ne se voit plus que rarement, et enfin, les récidives sont moins fréquentes : de 81 pour 100, elles tombent à 22 (Berkeley-Hill, Lewin). N'y aurait-il pas là de quoi faire renoncer à tout autre traitement, malgré les inconvéntents que peut avoir l'injection, dans le tissu cellulaire, d'un liquide irritant comme le sublimé.

M. Horteloup se loue aussi beaucoup, dans les cas où

il faut éviter les troubles digestifs, de l'usage des fumigations mercurielles : c'est de plus, prétend-il, une médication active.

Nous conclurons en disant que l'âge avancé est une condition qui aggrave souvent la syphilis, dont les manifestations sont alors plus tenaces, plus accentuées, plus nombreuses.

De plus, la marche de la vérole est profondément modifiée, l'ordre chronologique des accidents altérés, et la période tertiaire arrive souvent au bout d'un temps fort court.

Nous ne terminerons pas sans payer le tribut de reconnaissance que nous devons à tous ceux qui nous ont aidé :

D'abord au docteur Jullien ; c'est lui qui nous a donné l'idée de ce travail et qui nous a indiqué les sources auxquelles nous devions puiser. Ses conseils nous ont permis d'aborder un sujet un peu spécial, ce que nous n'aurions jamais osé sans lui.

M. Horand, le savant chirurgien de l'Antiquaille, a droit aussi à tous nos remerciements ; avec une bienveillance qu'on ne saurait trop signaler, il nous a remis la note détaillée de tous les sujets âgés qu'il a eu à traiter ; il nous a, de plus, donné des avis, dont nous n'avons eu qu'à nous louer.

Paris. — Typ. Malverge et Dubourg, rue du Cardinal-Lemoine, 41

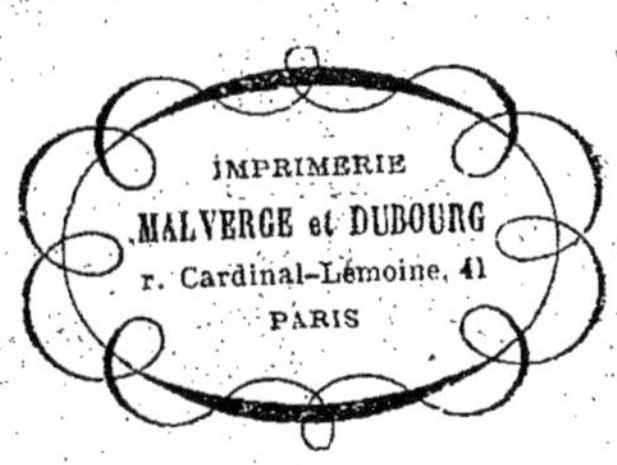
IMPRIMERIE
MALVERGE et DUBOURG
r. Cardinal-Lemoine, 41
PARIS

www.ingramcontent.com/pod-product-compliance
Ingram Content Group UK Ltd.
Pitfield, Milton Keynes, MK11 3LW, UK
UKHW020247220726
13923UKWH00002B/852